치위생과

임상실습지침서

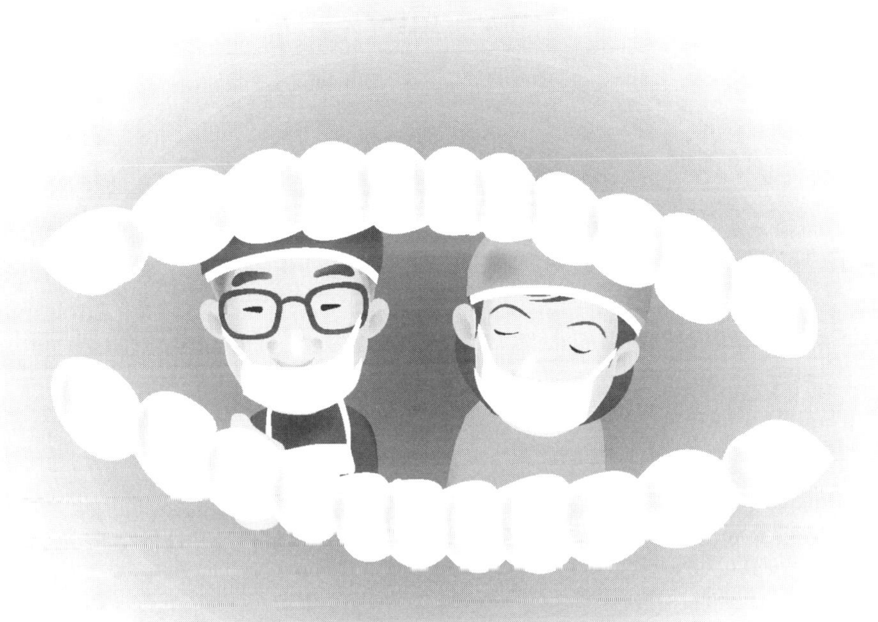

JN444219

청구문화사

머리말

경제성장과 더불어 생활수준의 향상과 구강질환의 증가로 구강보건에 대한 인지도가 과거에 비해 높아지고 있습니다. 이에 따라 풍부한 전공지식과 임상실습 능력을 갖춘 수준 높은 치과위생사의 역할이 요구되고 있으며, 이러한 업무를 수행하기 위해서는 임상실습의 중요성이 날로 증가하고 있습니다. 그러므로 보다 효율적인 임상실습을 위하여 체계적이고 풍부한 겸임교수들이 함께 임상실습지침서를 개발하게 되었습니다.

임상실습지침서는 치위생과 학생들이 임상에서 가장 비중이 높은 업무인 환자응대법과 구강보건업무 및 치과진료협조업무 등의 수행능력을 학습하는데 필요한 교재로서 교육과정에서 잘 활용되기 바랍니다.

바쁘신 일정 중에도 이 책이 출간되기까지 수고하여 주신 교수님들과 환자진료 중에도 시간을 내어 교재 개발에 힘써 주신 겸임교수님 그리고 원장님들께 진심으로 감사드립니다.

끝으로 이 책이 출판될 수 있도록 배려해 주신 청구문화사 이상태 사장님과 편집부 여러분께 감사의 마음을 전합니다.

저자일동

목 차

임상실습의 목표

Ⅰ. 실습목적

실습자는 각 임상과의 특성에 따라 진료과정을 이해하고 기구와 재료를 관리하며, 진료시술 과정에 참여하고 소독과 멸균에 관여하며, 환자관리 및 구강보건교육을 환자에게 시행한다.

Ⅱ. 실습목표

1. 국민의 건강수준의 향상과 구강보건 의식의 증진에 중요한 일익을 담당할 능력있는 치과위생사가 되기 위해 습득한 이론에 임상기술을 적용하고 연마하도록 한다.
2. 일에 대한 가치와 수반되는 책임감과 성취감 등을 경험하게 되며, 협력하는 인간관계를 체험하고 조직의 구성원으로서 역할을 사전에 익힌다.
3. 치과위생사로서의 봉사정신과 직업인으로서의 신념을 확고히 하며, 자기 평가 및 반성의 기회를 갖는다.

실습지 현황

	실습기관	주 소	전화번호	지도치과의사	지도치과위생사
1차					
2차					
비고					

임상실습 동의서

학　　과 :
학　　년 :
학　　번 :
성　　명 :
생년월일 :

상기 본인은 치위생과 재학생으로 학교에서 지정하는 기관(　　　　　　)에서 실습을 실시함에 있어서 실습기간(　　　　～　　　　) 중 학생으로서 본분을 지키고 해당기관의 규율을 엄수하며 임상 실습시 과학적이며 이론적인 지식의 재정립과 임상에서 시행되는 효율적인 기술을 습득할 수 있도록 열과 성의를 다하여 노력하겠습니다. 아울러 실습도중 본인의 부주의로 인한 사고에 대해서는 본인과 학부모가 전적으로 책임질 것을 확약하고 이에 보호자의 연서로 동의서를 제출합니다.

년　　월　　일

위 본 인 :　　　　　인
보 호 자 :　　　　　인

__________ 학장 귀하

임상실습 동의서

학　　과 :
학　　년 :
학　　번 :
성　　명 :
생년월일 :

상기 본인은 치위생과 재학생으로 학교에서 지정하는 기관(　　　　　　　　)에서 실습을 실시함에 있어서 실습기간(　　　　　~　　　　　) 중 학생으로서 본분을 지키고 해당기관의 규율을 엄수하며 임상 실습시 과학적이며 이론적인 지식의 재정립과 임상에서 시행되는 효율적인 기술을 습득할 수 있도록 열과 성의를 다하여 노력하겠습니다. 아울러 실습도중 본인의 부주의로 인한 사고에 대해서는 본인과 학부모가 전적으로 책임질 것을 확약하고 이에 보호자의 연서로 동의서를 제출합니다.

년　　　월　　　일

위 본 인 :　　　　　　인
보 호 자 :　　　　　　인

__________ 학장 귀하

실습생 인적사항

학　　　　과 :

학　　　　년 :

학　　　　번 :

성　　　　명 :

주민등록번호 :

주소(연락처) :

휴대폰 번호 :

E - mail :

전 화 번 호 :

지 도 교 수 :

학과 연락처 :

임상실습생의 실습 지침

1. 실습기관에 도착 즉시 실습담당자와 관계자를 만나서 실습장소를 소개받고 실습일정을 구체적으로 세운다. 실습일정표는 실습병원의 현장 실습 담당자와 협의하여 세밀히 계획하며 그대로 실행하여야 한다.

2. 매일 실습일지를 작성하고 검사를 받아야 하며 실습완료 후 학교 담당교수에게 제출한다.
   1) 실습일지를 쓸 때에는 교과내용을 참고하여서 학습효과를 높이도록 한다.
   2) 여백이 부족한 때에는 별도의 용지에 기록하여 부착한다.
   3) 일지기록에만 만족하지 말고 별도의 노트를 사용하여 학습 자료를 기록한다.

3. 실습 도중 특별한 일이 발생하였을 경우에는 즉시 해당 지도교수 또는 학과장에게 그 사실을 보고하고 지시를 받는다.

4. 교수의 순회 지도시에 소감이나 애로사항 등을 상담하며 지도를 받는다.

5. 실습내용에 대한 보고서나 연구 과제를 임상체험에서 나온 실질적 내용으로 작성한다.

6. 실습이 종료되었을 때에 주변 모든 사람들에게 감사의 뜻을 표한다.

임상실습생 주의사항

1. 임상실습은 학교교육의 연장임을 명심하고 책임감을 갖고 성실하게 실습에 임하여야 한다.

2. 담당선생님 및 병원 직원에게는 언제나 공손하며 예의바른 태도를 갖추도록 노력할 것이며, 지시사항에 대해서는 진지한 태도로 임하여 지시를 곧 행동화한다.

3. 실습학생은 출 · 퇴근 시간을 정확히 지켜야 하며 부득이한 사유를 제외하고는 결석이나 조퇴는 허용치 않는다.

4. 환자는 친절히 대하며 알기 쉬운 말을 쓰도록 하고 경어를 사용하도록 한다.

5. 실습생으로서 품위를 손상하지 않도록 언어, 복장, 태도 등에 주의한다.

6. 매일 그날의 실습과정을 정리한 후 실습보고서를 작성하고 담당선생님의 확인을 받는다.

7. 병원내의 재료 및 기자재 취급 시 자기 것과 같이 소중히 다루어야 하며, 실습 중 물품이나 재료의 낭비가 없도록 한다.

8. 항상 솔선수범하여 정리 정돈하는 자세를 갖는다.

9. 실습생으로서 학교와 치위생과의 명예를 손상하지 않도록 유의한다.

출 석 부

성　　명 :
실습기간 :

월 일	월 일	월 일	월 일	월 일	월 일	
월 일	월 일	월 일	월 일	월 일	월 일	**출석일수(　　)회**
						결석일수(　　)회
월 일	월 일	월 일	월 일	월 일	월 일	**지각일수(　　)회**
						조퇴일수(　　)회
월 일	월 일	월 일	월 일	월 일	월 일	**확인자:　　　인**
기 호(출 석 : ○　지 각 : ×　조 퇴 : △　결 석 : /)						

출 석 부

성　　명 :
실습기간 :

<table>
<tr><td>월 일</td><td>월 일</td><td>월 일</td><td>월 일</td><td>월 일</td><td>월 일</td><td rowspan="9">출석일수(　)회

결석일수(　)회

지각일수(　)회

조퇴일수(　)회

확인자:　　인</td></tr>
<tr><td></td><td></td><td></td><td></td><td></td><td></td></tr>
<tr><td>월 일</td><td>월 일</td><td>월 일</td><td>월 일</td><td>월 일</td><td>월 일</td></tr>
<tr><td></td><td></td><td></td><td></td><td></td><td></td></tr>
<tr><td>월 일</td><td>월 일</td><td>월 일</td><td>월 일</td><td>월 일</td><td>월 일</td></tr>
<tr><td></td><td></td><td></td><td></td><td></td><td></td></tr>
<tr><td>월 일</td><td>월 일</td><td>월 일</td><td>월 일</td><td>월 일</td><td>월 일</td></tr>
<tr><td></td><td></td><td></td><td></td><td></td><td></td></tr>
<tr><td colspan="6">기 호(출 석 : ○　지 각 : ×　조 퇴 : △　결 석 : /)</td></tr>
</table>

순회지도 보고서

1. 순회지도 실습기관명 :
2. 순회지도 실습기관 주소 :
3. 실습지도일 :
4. 실습지도 학생 :

학 과	학 년	성 명	지 도 내 용

위와 같이 임상실습 순회지도 결과를 보고합니다.

년 월 일

순회지도 보고서

1. 순회지도 실습기관명 :
2. 순회지도 실습기관 주소 :
3. 실습지도일 :
4. 실습지도 학생 :

학 과	학 년	성 명	지 도 내 용

위와 같이 임상실습 순회지도 결과를 보고합니다.

년　　　월　　　일

임 상 실 습 평 가 표

평가사항		평 가 기 준	비 고
지식의 응 용	이해력	지시내용을 잘 이해하는가	
	배우려는 태도	적극적이고 일에 대한 흥미가 있어 보이는가	
	응용력	기회마다 배운 지식을 응용하는가	
치과 위생 학의 역량	의사소통술	환자의 언행을 능동적으로 경청하는가	
		의사소통을 명료하고 정확하게 하는가	
	위기조정술	환자의 위기는 적절히 중재하는가	
	관찰술	환자의 이상행동을 객관적이고 정확하게 관찰하는가	
	경제관념	치과의(병)원 물품 및 재료를 낭비하지 않는가	
	전문적 태도	멸균에 대한 개념과 기술이 완전한가	
대인 관계	환자와의 관계	환자에게 친절하며 환자의 필요에 잘 적응하는가	
	타직원과 관계	직원간에 원만하게 지내는가	
	대화의 태도	상대방을 바라다보면서 말하는가	
	충고를 받아들이는 태도	충고를 고맙게 받을줄 아는가	
인성 및 태도	근면성	일에 솔선수범 하는가	
	독립성	감독없이 임무를 효율적으로 수행하는가	
	시간엄수	시간을 잘 지키는가	
	단정성	복장과 언행이 단정한가	
	건 강	늘 활기있어 보이며 좋은 인상을 주는가	
	감 정	자기감정을 잘 처리하는가	
총 평		우수하다(90점 이상) 양호하다(80점 이상) 보통이다(70점 이상) 보통이하이다(60점 이상) 불량하다(60점 이하)	평가란

평가일 : 20 년 월 일 평가자 : 치과의사 (인)

임 상 실 습 평 가 표			
평가사항		평 가 기 준	비 고
지식의 응 용	이해력	지시내용을 잘 이해하는가	
	배우려는 태도	적극적이고 일에 대한 흥미가 있어 보이는가	
	응용력	기회마다 배운 지식을 응용하는가	
치과 위생 학의 역량	의사소통술	환자의 언행을 능동적으로 경청하는가	
		의사소통을 명료하고 정확하게 하는가	
	위기조정술	환자의 위기는 적절히 중재하는가	
	관찰술	환자의 이상행동을 객관적이고 정확하게 관찰하는가	
	경제관념	치과의(병)원 물품 및 재료를 낭비하지 않는가	
	전문적 태도	멸균에 대한 개념과 기술이 완전한가	
대인 관계	환자와의 관계	환자에게 친절하며 환자의 필요에 잘 적응하는가	
	타직원과 관계	직원간에 원만하게 지내는가	
	대화의 태도	상대방을 바라다보면서 말하는가	
	충고를 받아들이는 태도	충고를 고맙게 받을줄 아는가	
인성 및 태도	근면성	일에 솔선수범 하는가	
	독립성	감독없이 임무를 효율적으로 수행하는가	
	시간엄수	시간을 잘 지키는가	
	단정성	복장과 언행이 단정한가	
	건 강	늘 활기있어 보이며 좋은 인상을 주는가	
	감 정	자기감정을 잘 처리하는가	
총 평		우수하다(90점 이상) 양호하다(80점 이상) 보통이다(70점 이상) 보통이하이다(60점 이상) 불량하다(60점 이하)	평가란
평가일 : 20 년 월 일		평가자 : 치과의사	(인)

종 합 평 가
치과의사
지도치과위생사

종 합 평 가
치과의사
지도치과위생사

제1장 치과 병·의원에서의 고객응대

보건복지부 의료기관 실태보고에 의하면 1995년에는 치과병원 12개, 치과의원이 8,292개였던 치과 병·의원의 수가, 2005년에는 치과병원 123개, 치과의원이 12,520개로 급격히 증가하였다(자료 출처: 통계청).

치과 병·의원의 수가 증가되고, 특히 연합 치과 등의 대형 치과가 출현함으로써 경쟁구도가 변화하고 있으며, 또한 치과 병·의원을 찾는 고객의 변화로 인해, 이제 치과도 서비스 경쟁이 살아남기 위한 관건이 되고 있다. 이에 따라 의료서비스의 질에 대한 관심이 증가하고 있으며, 고객을 중심으로 하는 고객만족경영을 통해 환경변화로 인한 문제의 해법을 찾고자 한다.

본 장에서는 고객에 대한 이해를 돕고, 치과 병·의원에서의 고객접점(MOT)관리를 통한 고객응대, 그리고 기본적인 서비스 매너 등을 살펴봄으로서 고객만족경영을 위한 서비스마인드를 개발하고자 한다.

Ⅰ. 고객의 이해

1. 고객의 개념

1) 사전적 개념 : 고객(顧客)이란 상점 따위에 물건을 사러 오는 사람이다.
2) 현대적 개념 : 고객이란 우리가 존재하는 기반이며 우리로 하여금 제품과 서비스를 제공할 수 있는 기회를 주는 혜택의 제공자이다.
3) 병원에서의 개념 : 예전의 환자의 개념, 즉 진료의 대상에서 진료를 제공할 수 있도록 기회를 제공해주는 사람을 의미한다. 진료를 위해 내원하는 사람은 물론이거니와 그와 관련된 보호자 그리고 병원과 거래하는 모든 거래처, 병원을 방문하는 사람, 심지어 진료 및 서비스를 제공하는 직원들 또한 고객(내부고객)으로 인식되고 있다.

2. 고객의 변화

1) 지적수준의 향상
2) 소득 수준 향상
3) 고객의식 향상
4) 빠른 정보 수집
5) 의료지식의 증가

병·의원을 방문하는 고객은 기대하고 있는 것 보다 더 질 높은 서비스 실감을 경험할 때, 고객만족을 하게 되고, 만족한 고객은 재방문이나 긍정적인 구전을 하게 된다. 그러므로 고객의 변화에 대한 꾸준한 관심과 연구가 필요하다.

Ⅱ. 고객접점(MOT)관리와 고객응대

1. 고객접점(Moment Of Truth)의 개념과 중요성

MOT는 직원 한 사람이 고객과 만나는 짧은 시간이 곧 고객과 병원 전체가 만나는 진실 된 순간이며, 그 순간에 병원 전체의 인상이 결정된다는 뜻이다.

고객의 만족은 서비스를 수행하는 매 순간에 형성된다. 고객은 여러 번의 결정적 순간 중 그 서비스 기업의 특유한 결정적 순간 한 가지가 나빴을 경우 한 순간에 고객을 잃을 수 있으며 반면에 한 순간의 긍정적 고객접촉이 그 고객을 평생 고객으로 만들어 버릴 수 있다. 여기에서 우리는 고객접점(MOT)의 중요성을 알 수 있다.

2. 치과에서의 고객접점(MOT)

1) 정보에 의한 접점

병원 외적 요소로서 고객이 치과 병·의원에 대해 처음 접하게 되는 부분이다.
치과에 대한 명성, 게시물, 홈페이지, 광고 홍보 매체, 사회영향력 등.

2) 시설/설비에 의한 접점

고객이 치과를 방문하게 되면서 접하게 되는 부분이다.
주차장, 현관, 로비, 리셉션 등의 건물 시설, 의료기기 및 장비 등.

3) 사람에 의한 접점

고객과 직접적인 접촉을 하는 직원들 간에 형성되는 접점이다.

주차안내인, 리셉션 코디네이터, 진료상담 코디네이터, 치과의사, 치과위생사, 직원 및 청결유지요원 등

3. 병원고객 응대 - 응대의 7단계

1) 대기의 단계

- 항상 환자를 염두에 두고 관찰한다.
- 복장이 단정하고 주위가 정돈되어 있어야 한다.
- 고객에게 불쾌감을 주거나 거슬리는 행동은 삼간다.

2) 접근의 단계

- 첫인사가 이미지를 결정한다.
- 정중히 인사한다. "어서 오십시오, 감사합니다."

3) 응대의 단계

- 응대의 기본원칙과 기본자세에 입각하여
- 환자의 입장과 의견을 빨리 파악하여야 한다.

4) 판단의 단계

- 환자가 원하는 것을 빠르고 정확하게 이해한다.
- 자기 업무가 아닐 때 누구에게 의뢰하고 안내할 것인가를 판단한다.

5) 답변의 단계

- 답변은 알아듣도록 요점적이고 순서 있게 답변한다
- 적절한 시기에 대화를 마치는 것이 좋다.

6) 결정의 단계

- 서둘러 환자의 결정을 요구하는 느낌을 주지 않도록 한다.
- 보호자의 동의를 얻는 것도 환자의 결정을 돕는 방법이다.
- 환자가 결정하면 "감사합니다." 하고 더욱 정중히 응대한다.

7) 전송의 단계

- 끝이 좋은 인상을 주는 데는 최후의 한마디가 중요하다.
- 정중히 인사한다.

Ⅲ. 서비스 매너

1. 에티켓(Etiquette)과 매너(Manner)

1) 에티켓(Etiquette) : 에티켓이라는 말은 프랑스어로서 우리의 예의범절과 유사한 말이다.
2) 매너(Manner) : Manner란 영어의 Hand란 뜻으로 이 말은 사람의 손이라는 뜻 외에 사람의 행동, 습관 등의 뜻을 내포하고 있으며, 방식, 방법의 의미를 뜻한다. 따라서, 매너란 사람마다 갖고 있는 독특한 습관, 몸가짐으로 해석된다.

2. 서비스 스킬과 매너

1) 서비스 스킬과 매너의 필요성

서비스에 대해 아무리 많이 알고 있다고 해도 그것을 잘 표현하지 못하면 소용이 없기 때문에 서비스를 효과적으로 제공하는 기술을 익혀야 할 필요가 있다.

멋있는 직장인이 되는 법 10가지

1. "할 수 있습니다." 라고 말하는 긍정적인 사람
2. "제가 하겠습니다." 라고 말하는 능동적인 사람
3. "무엇이든지 도와드리겠습니다." 라고 말하는 적극적인 사람
4. "기꺼이 해드리겠습니다." 라고 말하는 헌신적인 사람
5. "잘못된 것은 즉시 고치겠습니다." 라고 말하는 겸허한 사람
6. "참 좋은 말씀입니다." 라고 말하는 수용적인 사람
7. "이렇게 하면 어떨까요?" 라고 말하는 협조적인 사람
8. "대단히 고맙습니다." 라고 말하는 감사할 줄 아는 사람
9. "도울 일 없습니까?" 라고 물을 수 있는 여유 있는 사람
10. "지금 이 순간에 내가 할 일이 무엇일까?" 라고 일을 찾아서 할 줄 아는 사람

2) 서비스 스킬과 행동 매너

(1) 근무 매너

- 내부 고객과의 사이에 원만한 인간관계를 유지하여야 한다.
- 인간관계의 기본은 예의 바른 사람이 되는 것이다.
- 예의바른 사람이 되는 가장 손쉬운 방법은 인사를 잘하는 것이다.
- 밝고 활기찬 표정으로 내가 먼저 공손하게 인사한다.

(2) 치과 병·의원에서의 대화예절

- **호칭** : 호칭에는 상대방의 지위와 역할에 대한 기대가 내포되어 있다. 그러므로 병원에서 상급자와 동료, 하급자를 부를 때는 그의 지위와 역할에 적절한 호칭을 사용해야 한다.
- **경어법** : 동료를 말할 때는 누구에게 말하는 가에 관계없이 존칭어미 '시'를 넣지 않고 말한다. 자기보다 나이가 많은 동료를 다른 동료나 아랫사람에게 말할 때는 존칭어미 '시'를 넣어 말할 수 있다. 단, 윗사람에게 말할 때는 '시'를 사용하지 않는다.

(3) 외부 고객 응대 매너

① 고객 맞을 준비

- **대기할 때는** 부드럽고 밝은 표정으로 고객을 맞이하는 방향으로 서도록 한다. 근무시간임을 잊지 말고 직원 간에 사담을 나누지 않도록 한다.
- **서서 대기할 때는** 바른 자세로 서야 하며, 벽이나 기둥에 기대어 서서는 안된다.
- **오랫동안 서 있어야 할 때는** 여성은 발을 앞뒤로 엇갈리게 서되 한쪽 발을 다른 쪽 발의 1/3쯤 되는 곳에 붙이고 서면 단정해 보인다. 남성은 어깨 넓이만큼 다리를 벌리고 선다.
- **의자에 앉아서 대기할 때는** 책상과 윗몸 사이에 주먹 한 개 들어갈 정도로 하고 의자의 등받이에 허리뼈가 닿도록 바로 앉는다. 팔짱을 끼거나 다리를 꼬는 것, 무릎을 떠는 행위는 삼간다.

② 고객 맞이하기

- 고객을 맞이할 때는 재빨리 일어서서 적극적으로 인사하며 고객을 환대한다.
- 앉아서 맞이해야 할 때에는 얼굴 표정을 가리지 않을 정도로 약간 허리를 굽히면서 밝은 음성으로 인사를 하도록 한다.

· 고객을 바라 볼 때는 부드러운 시선으로 상대를 정면으로 바라본다.
· 고객을 처음 맞이하는 인사를 마치면 용건을 확인하여 업무를 직접 처리하거나 용건에 해당하는 부서나 사람에게 안내를 하게 된다.
· 고객의 시간을 소중하게 여겨 업무처리 시간을 단축시키도록 정확하고 신속하게 서비스를 하며, 고객의 심리적 시간을 단축시킬 수 있도록 대기 시간을 미리 알려준다.

③ 안내하기

· 고객을 어떤 사람에게, 또는 장소로 안내할 때는 먼저 "저는 OOO 부서의 OOO입니다. 제가 OOO로 모시겠습니다."라고 자기를 소개하고 행선지를 말해준다.
· **길을 안내할 때는** 고객의 왼쪽에 비스듬히 서서 두 세 걸음 앞서 간다. 앞서가면서 가끔 고객을 돌아보아 고객과 멀리 떨어지지 않게 한다.
· **복도 모퉁이를 돌 때는** 멈춰 서서 가야 할 방향을 손을 모아 가리키고 안내자가 옆으로 비켜서서 앞선다.
· **계단을 오르내릴 때는** 안내자가 앞서도록 한다. 이때는 고객을 계단 안쪽으로 모셔서 동선을 짧게 배려하는 것도 잊지 않는다.
· **엘리베이터로 안내할 때는** 엘리베이터를 조작하는 사람이 있을 때는 고객이 먼저 타고 내리도록 한다. 엘리베이터를 조작하는 사람이 없을 때에는 고객이 한 사람이면 고객을 먼저 타고 내리게 하지만, 고객이 여러 사람인 경우에는 안내자가 먼저 타고 제일 나중에 내리면서 엘리베이터를 조작한다.
· **회전문을 이용할 때는** 먼저 들어서서 문을 밀어주는 것이 예의이지만, 자동 회전문인 경우에는 고객이 앞서 가도록 한다.
· **고객을 방으로 안내할 때는** 먼저 노크를 한 후 당기는 문은 고객을 먼저 들어가게 하고, 미는 문은 안내자가 먼저 들어간다. 본인이 직접 접대하는 경우가 아니면 의자를 권하고 잠시 기다려 주기를 청하면서 정중히 인사한다.
· **고객에게 자리를 권할 때는** 상석에 앉게 한다. 상석은 출입구에서 먼 쪽, 긴 의자의 오른쪽 끝, 등이 편안한 의자, 전망이 좋은 자리이다.

④ 소개하기

· 소개를 할 때는 일어서서 밝은 표정으로 소개를 나누고, 인사와 악수를 한 후, 명함을 교환하는 순서로 진행된다.
· 소개를 할 때는 소개를 받는 사람, 소개되는 사람 모두 일어서는 것이 예의이다.

단, 나이가 많은 여성이 남성을 소개 받을 때, 환자나 노령인 사람은 예외가 될 수 있다.

- **소개하는 순서는 '소개를 드린다.' 고 생각하면 쉽다.** 즉 직원을 고객에게, 남성을 여성에게, 하급자를 상급자에게, 가족을 손님에게, 미혼인 사람을 기혼자에게, 한 사람을 여러 사람에게 소개해 드리는 것이다.
- **악수를 할 때는** 미소 띤 얼굴에 허리를 곧게 펴고 오른손을 가슴 높이로 하고 상대방을 바라보며 마음에서 우러나오는 태도를 취한다. 오른손에 물건을 들고 있을 때에는 왼손으로 옮긴 후에 오른손으로 악수를 한다. 오른손 엄지와 검지에 적당히 힘을 주어서 손을 너무 꽉 쥐거나 손끝만 잡지 않고 약3~4초간 잡는다. 보온용 장갑은 반드시 벗는다.
- **악수는 윗사람이 아랫사람에게 '청하는 것' 이나.** 그러므로 악수는 소개받은 사람이 소개된 사람에게, 여성이 남성에게, 고객이 직원에게 청하도록 한다. 악수의 청함을 받는 입장에 있는 사람은 상대방이 악수를 청할 때까지 기다리는 것이 예의이다. 경우에 따라서 악수 대신 인사를 하기도 하기 때문이다.
- **'명함은 드린다.' 고 생각하면 쉽다**. 명함은 직원이 고객에게, 하급자가 상급자에게, 방문한 사람이 주인에게, 소개된 사람이 소개받은 사람에게 먼저 드리는 것이다. 명함은 상대방이 보기 좋게 양손으로 성명을 밝히면서 서서 건넨다. 여러 사람에게 명함을 드려야 할 경우에는 직위가 높은 사람부터 먼저 드린다.
- 명함은 두 손으로 받고, 받은 후에는 이름을 소리 내어 읽어본다. 명함을 받자마자 보지도 않고 지갑에 넣어 두었다가 대화 중에는 이름이 생각이 나지 않아 다시 넣었다 꺼냈다 하는 것은 좋은 매너가 아니다. 대화 중에는 테이블 위에 올려놓고 명함을 보면서 상대방의 이름을 자주 불러주는 것이 좋다. 만남이 끝난 후, 명함에 지저분하지 않게 그 사람을 만난 장소, 용건, 날짜 등을 기재해 두는 것은 무방하다.

⑤ 차 접대하기

- 고객을 기다리게 하거나 고객과 상담할 때 차를 접대하기 위해서는 사전에 찻잔과 받침, 물, 차 쟁반 등을 잘 준비해 두어 언제든지 서비스할 수 있게 갖추어 두어야 한다.
- 차를 접대할 때는 준비된 차의 종류를 고객에게 말하여 반드시 고객이 선택할 수 있게 한다. 차를 드리는 시점은 경우에 따라 달라질 수 있다. 즉 고객을 기다리게 해야 할 경우에는 차를 먼저 드리면 고객이 덜 지루하게 느낄 수 있다.

- **차를 낼 때는** 뜨거운 것은 뜨겁게, 찬 것은 차게 하여 적당한 잔에 내는데, 잔의 7할 정도 채운다. 찻잔은 손님의 정면에서 약간 오른쪽에 내려놓되 서류 위에 올려놓지 않는다. 커피 잔의 경우 손잡이는 손님이 보는 방향에서 오른쪽으로 향하고 티스푼은 받침 접시의 앞쪽에 놓고 손잡이가 잔의 오른쪽으로 향하게 놓는다.
- **차를 낸 다음에는** 쟁반을 왼손에 들고 문 앞에서 가볍게 인사한 후 고객에게 등을 보이지 않게 뒷걸음 쳐서 조용히 나온다.

⑥ 배웅하기

- 고객과 헤어질 때는 용건이 잘 처리되었는지, 미흡한 점은 없는지 확인한다.
- 시간이 많이 소요되었다 해도 배웅할 때까지는 여유 있게 응대하도록 한다.
- 고객을 배웅할 때는 주차 문제나 고통 편에 대해 잘 안내하고 조치해 드린다.
- 출입구까지 안내하고 작별인사는 공손하게 하며, 고객의 모습이 사라질 때까지 전송한다.

3. 서비스 커뮤니케이션 스킬

1) 커뮤니케이션의 개념

- 커뮤니케이션은 사람들이 서로 정보, 생각, 느낌, 소망 등을 공유하고 나누기 위한 활동으로 일방적인 활동이 아니고 서로 주고받는 쌍방적 활동이다.
- 성공적인 커뮤니케이션에 있어서 말(Verbal)의 내용은 7%, 음성(Vocal)은 38%, 시각(Visual)은 55%의 영향을 미친다고 발표하였다. 따라서 언어적 커뮤니케이션(말)보다 비언어적 커뮤니케이션(음성, 시각)이 메시지 전달에 더 많은 영향을 미친다는 것을 알 수 있다.
- 언어적인 메시지와 비언어적인 메시지의 의미는 일치하도록 해야 한다.
- 언어적인 메시지와 비언어적인 메시지가 일치하지 않을 때 사람들은 비언어적인 메시지를 더 신뢰하는 경향이 있다.

2) 대화(말하기, 듣기) 자세

(1) 말하기

얼굴을 마주 보는 상태에서 호감 가도록 메시지를 표현하고, 정확하게 말하고 듣는 요령을 익힐 필요가 있다.

① 호감 가는 표현

▷**경어체** : '다까체'와 '요조체'가 있다.

- **'다까체'** : 'OO입니다, OO하십니까?' , ~높임 말씨
- **'요조체'** : 'OO하세요' ~반 높임 말씨
- 고객에 대해서는 높임 말씨와 반 높임 말씨를 함께 사용하는데 이때 '다까체'와 '요조체'의 비율은 6 : 4 정도가 적당하다. 물론 이것은 절대적인 비율은 아니고 음성이 무거운 느낌의 사람은 '요조체'를 약간 더, 가벼운 느낌의 사람은 '다까체'를 좀더 사용하는 것이 좋다.

▷**개방적인 표현에는** 긍정적인 표현, 청유형의 표현, 질문형의 표현, 완곡한 표현, 구체적이고 생생한 표현이 있다.

- **긍정적인 표현** ; "이곳에서는 담배를 피워서는 안 됩니다." 대신 "건물 바깥에 흡연실이 마련되어 있습니다." 처럼 긍정적인 부분을 중심으로 표현한다.
- **청유형의 표현** ; "서류를 작성해 주십시오." 라고 명령형으로 말하는 대신 "서류에 작성해 주시겠습니까?" 라고 말한다.
- **질문형의 표현** ; "이렇게 하는 것이 좋습니다." 라고 자신의 의견만을 제시하지 않고 "어떻게 하는 것이 좋겠습니까?" 라고 고객의 의견을 구하면서 자신의 의견을 적절히 제시한다.
- **완곡한 표현** ; 고객이 요구하는 것을 거절해야 하거나, 고객이 불만을 제기하는 문제의 책임이 고객에게 있어 고객의 문제점을 지적하고 책임을 규명해야 하는 경우에 직설적으로 표현하지 말고 완곡하게 표현하는 것이 좋다.
- **구체적이고 생생한 표현** ; 고객의 이해를 도울 수 있도록 "연락드리겠습니다." 대신 "5분 이내에 연락드리겠습니다." 와 같이 표현한다.

② 말하는 요령

- 고객을 응대할 때는 신속하고 간결하게 필요한 요점만 제시하는 요령을 갖추도록 한다.
- 고객의 눈높이에 맞춰 고객의 특성에 맞는 용어와 표현 방법을 쓰도록 한다.
  예) 노인에게는 천천히, 그리고 정중한 용어로 응대하고, 어린이에게는 그들의 눈높이에 맞는 용어를 써서 친절하게 응대하는 것이다.
- 고객의 페이스에 나의 페이스를 맞추어 주어야 한다. 고객의 말하는 속도가 느리면 나도 약간 느리게, 빠르면 나도 빠르게 조절한다.

- **휴지(pause)** ; 말하는 동안 호흡을 멈추는 것으로, 잠시 쉬면 듣는 사람을 집중하게 하고 대화에 몰입하게 할 수 있다.

(2) 듣 기

① 듣기의 방식

- 듣기에는 그냥 듣기(hearing)와 경청(listening)이 있다.
- 듣기는 귀만 열고 듣는 것이고 경청은 마음을 열고 듣는 것이다.
- 고객의 말을 들을 때는 귀로만 듣지 말고 표정, 눈빛, 몸으로도 듣는 자세가 필요하다.

② 듣는 요령

- 주의를 기울여 상대방을 진지하게 바라본다.
- 몸을 고객의 방향으로 향하고 고객에게 몸을 기울여서 듣는다. 이때 상대방을 보면서 고개를 끄덕이거나 '아하, 저런' 같이 상대방의 말에 응수를 해주면 더 효과적이다.
- 말을 들을 때는 그의 입장을 충분히 인정해 주는 것이 필요하며, 이것은 그 말에 동의하는 것과는 다르다. 인정하는 것은 그의 갖고 있는 생각과 감정을 그럴 수 있다고 받아들여 주는 것일 뿐이다.
- 고객이 하는 이야기를 들을 때 의문이 있으면 말이 끝난 뒤에 묻는다.
- 육하원칙에 따라 메모를 하면서 경청한다.

3) 전화 서비스

- 전화 서비스는 다른 업무나 서비스에 연쇄적으로 영향을 미칠 수 있다.
- 전화 서비스는 고객이나 상대방을 보지 않은 상태에서 음성에만 의존하므로 사소한 부주의에도 문제가 일어날 수 있는 반면, 조금만 신경 쓰면 고객을 만족시킬 수 있다.

① 전화 서비스 스킬

- 미소를 띤 얼굴로 의자 깊숙이 엉덩이를 대고 허리를 곧게 세워 등받이와 등 사이에 주먹 하나 들어갈 정도로 바른 자세로 앉는다.
- 전화를 받을 때는 신호가 세 번 울리기 전에 받는다.
  부득이하게 늦게 받았을 때는 "늦게 받아 죄송합니다."라고 한다.
- 인사를 하고 자신의 소속과 이름을 밝힌다.

- 다음으로, “무엇을 도와드릴까요?” 라고 정중하게 상대방에게 용건을 묻는다.
- 육하원칙에 의거하여 메모하고 메모 내용, 특히 숫자와 고유명사 등은 복창하여 확인한다.
- 고객은 누구나 한 번의 전화로 업무를 끝내기를 바란다. 그러므로 전화를 받은 사람이 책임지고 문제를 해결하겠다는 자세로 임하는 것이 좋다.
- 전화를 끊기 전에 통화한 내용 중에서 약속한 사항이나 주요 내용을 한 번 정리하고 확인한다. 그리고 추가로 더 필요한 사항이 있는지 확인하고, 마무리 인사를 한다.
- 전화를 끊을 때는 상대방이 수화기를 내려놓을 때까지 기다린다. 아무리 인사 후 마음속으로 하나, 둘, 셋을 세고 살짝 내려놓도록 한다.

4) 문자 서비스(Written service)

- 정보화 시대에 접어들어 인터넷과 통신 기술이 발달하면서 FAX나 인터넷을 이용한 문자 서비스가 활발하게 이용되고 있다.
- 문자를 이용하여 커뮤니케이션을 할 때는 정중하고 정확하며 간결하게 정보를 전달할 수 있는 능력이 필요하다.

4. 불평고객에 대한 커뮤니케이션 스킬

고객의 욕구와 기대가 다양하고, 고객들의 생활이나 가치관, 행동양식이 다르기 때문에 불만고객은 발생하기 마련이며, 고객 불만의 해결은 곧 고객만족 향상을 위한 과제다.

불만고객은 우리로 하여금 고객만족을 위해 지나쳤던 문제점들을 제시해 준다는 의미에서 보석 같은 존재인 것이다. 불만을 나타내는 고객은 해결을 원하는 것이고, 만족한 해결이 이루어졌을 때 오히려 고정고객이 되는 예가 많다.

1) 고객 불만 발생시 응대 태도

(1) 먼저 사과한다.

- “죄송합니다.” 이 한마디는 불만고객 응대의 가장 중요한 포인트이다.
- “미안합니다.” 보다는 더 깊은 사과의 표현인 "죄송합니다."로 빨리 유감의 뜻을 표현한다.

(2) 고객의 불만을 경청한다.

- 고객의 말을 끊지 않도록 주의하며 불만의 문제를 파악하며 숨은 요인을 찾아낸다.
- 고객의 불만을 이해하고 함께 어려움을 걱정하고 있다는 인상을 심어주도록 한다.

(3) 변명을 하지 않는다.

고객은 항상 옳다. 그러므로 설령 고객이 잘못 알고 있거나 우리가 정당하다 할지라도 규정 등을 내세우며 변명하여 고객의 노여움을 사지 않는다.

(4) 고객관점의 어휘 사용으로 공감대를 형성한다.

"저희에게 솔직하게 말씀해 주셔서 감사합니다." "상황에 대해 말씀해 주신 덕분에 저희가 필요한 조치를 할 수 있었습니다. 감사합니다." "많이 속상하시겠습니다. 죄송합니다." 등의 말로 고객의 입장에서 서 있음을 느끼도록 한다.

(5) 어깨를 나란히 마주하는 자세를 취한다.

- 화가 난 고객과 정면으로 대하게 되면 도전적인 인상을 줄 수 있다.
- 나란히 서서 자연스럽게 고객의 편에서 상황을 보겠다는 마음을 고객에게 심어준다.

(6) 천천히 침착한 목소리로 이야기한다.

- 톤을 낮춘 목소리는 침착한 분위기를 만들어 고객의 마음을 누그러뜨린다.
- 천천히 이야기하는 것은 신중하게 단어를 선택함으로 실수를 적게 하게하며 성실히 응대하는 이미지를 심어준다.

(7) 문제가 어려울 경우 관리자가 해결을 돕도록 한다.

원칙적으로 문제는 당사자가 해결해야 하지만, 고객이 "책임자 불러와" "지배인 바꿔" 등을 요구하는 경우에는 상사나 다른 사람이 응대하는 것도 도움이 될 수 있다. 고객이 불만사항을 두 번 반복하지 않도록 상사에게 고객의 불만내용을 객관적으로 전달해 문제해결을 돕도록 한다.

(8) 장소를 바꾼다.

- 긴 시간이 요구된다는 판단이 서거나 다른 고객의 시선을 많이 집중시킬 때가 있다. 그럴 땐 정중히 "죄송하지만, 상담실에서 가셔서 말씀해 주시겠습니까?" 등의 응대로 자연스럽게 고객을 다른 장소로 모신다.

- 장소를 옮기고, 책임자의 사과를 받고, 차 한 잔 마시는 시간을 가지는 과정에서 고객의 화는 가라앉게 되고 해결의 실마리는 찾게 될 것이다.

(9) 대안을 강구해 준다.

- 먼저 고객에게 대안을 제시할 수 있도록 한다.
- 고객의 요구를 다 받들지 못할 경우, 실현 가능한 최선의 대안을 제시해 준다. 이 경우에도 다시 한 번 고객에게 사과의 말을 한 후 고객과 적절한 합의를 도출한다.

(10) 고객과 합의한 대안은 성실히 실천한다.

- 고객과의 약속은 성실히 이행한 후 이행 과정과 고객이 만족했는지에 대해 확인하는 절차가 필요하다. 전화를 드려서 설명하는 작은 정성에서 고객은 감동한다.
- 동일한 고객 불만이 발생하지 않도록 내부적인 대책을 논의한다.

제2장 감염방지 및 치과기구의 멸균 및 소독

Ⅰ. 진료인의 보호

치과 진료종사자는 다른 직업군 종사자들 보다 감염에 가장 광범위하게 노출되어 있는 집단이다. 감염으로부터의 보호는 치과 진료종사자는 물론 내원하는 환자들에게도 매우 중요하다.

1. 감염성질환

치과진료를 하는 동안 전염될 수 있는 질환으로는 B형 간염, C형간염, D형간염, AIDS, SARS, 풍진, 결핵, 매독, Herpes 등이 있다. 이외에도 많은 질환들이 치과진료 시 치과종사자에게 노출되어 있는 것이 현실이므로 각종 감염 방지 방책을 강구하여야 할 것이다.

1) 보편적인 예방 술식

① 마스크를 착용하고 진료한다.
② 진료 시 Glove를 착용한다.
③ 손 세척과 손 관리를 철저히 한다
④ 임상용 의복을 착용하고 진료에 임한다.
⑤ 매 진료사이에 진료 지역을 소독한다.
⑥ 진료에 사용할 모든 기구와 기재를 멸균한다.
⑦ 매 진료 시작전과 매 환자 진료 후 수관 물 빼기를 한다.
⑧ 오염된 폐기물을 안전하게 처리한다,
⑨ 혈액과 타액으로부터 주의 깊은 무균술식을 실행한다.

Ⅱ. 멸균 및 소독

1. 정 의

1) 멸 균(sterilization)

강한 살균력을 작용시켜 식물성이든 동물성이던지 아포(spore)를 포함한 병원균, 비병원균 등 모든 미생물을 박멸하는 것이다. 멸균 할 수 있는 것은 모두 멸균하여야 한다. 만약 멸균이 불가능하거나 기구나 기재의 효율성을 높이기 위해서는 소독을 하기도 한다.

2) 소 독(disinfection)

감염의 위험성을 없애는 방법으로서 비교적 약한 살균력으로 병원성균의 증식력을 잃게 하는것이다. 병원균을 포함하여 미생물의 일부 또는 전부를 없애는 것이 목적이나 비병원성균이나 아포는 그대로 남아 있기도 한다.

멸균 또는 고도의 살균을 하기 전에 찌꺼기를 제거하기 위하여 기구를 완벽하게 세척하여야 한다. 열에 안정한 모든 위험한 기구나 덜 위험한 기구들은 멸균기와 제작사의 지시에 따라 가압증기(autoclaving), 건열, 화학증기 등으로 멸균하여야 한다.

즉시 사용하지 않을 위험하거나 덜 위험한 기구들은 멸균하기 전에 포장을 하여야 한다. 생물학적 지시제(포자 검사)를 주기적으로 사용(매주)하여 멸균과정이 제대로 작동하는지 증명하여야 한다.

대부분의 치과기구는 일반적으로 화학 소독제를 이용하여 중등도 이상으로 소독하기보다는 멸균하는 것이 더 경제적이고 간편하다.

2. 기구나 기재의 오염 제거 선택

	정 의	기 구	제거방법
위험한 기구	골에 닿기 위해 연조직을 뚫고 들어가는 기구	겸자, 치석제거기, 수술용 외과기구 (칼, 가위 등)	멸균
덜 위험한 기구	점막이나 손상된 피부에 닿지만 조직을 뚫거나 뼈에 도달하지 않는 기구	치경, 아말감 운반기, 탐침, 핀셋, 핸드피스, 재사용 인상용 트레이	멸균 또는 고도의 소독
위험하지 않는 기구	손상되지 않은 피부에만 접촉하는 기구	안궁, 보안경 스패튤라, 혼합평판, 방사선 두부/콘	중등도 소독

Ⅲ. 구강진료실에서의 멸균방법의 종류

1. 각종멸균법

1) 열멸균법(heat sterilization)

가압증기멸균, 불포화학증기멸균, 건열멸균, 열전도멸균 등이 있다.

(1) 가압증기멸균기(autoclave)

가장 광범위하게 사용되고 멸균 방법 중 신뢰할 수 있고 경제적인 멸균기로서 치과기재의 멸균에는 몇 가지 제한적 요소를 갖고 있다. 날카로운 기재와 탄소강(carbon steel, carbide) 재질의 기구에 특수한 약품처리를 하지 않으면, 날이 무디어지거나 녹이 스는 등 기구에 손상을 주므로 주의를 요한다. 또한 멸균과정 후에 기재가 젖기 때문에 별도로 건조과정을 거쳐야 완벽한 멸균이 보장된다.

장점으로는 침투력이 우수해 면제품과 같은 다공성 재질의 기재와 여러 가지 기구를 크게 포장한 것을 멸균할 때 적당하며 화학용제, 배지 등의 멸균에 적합하다.

멸균에 사용하는 물은 반드시 탈-이온수나 증류수를 사용해야 한다. 수돗물을 계속해서 사용하면 염소에 의해 부식이 일어나고 무기물이 침착하여 고장의 원인이 되기 때문이다.

탈-이온수나 증류수는 소독제를 희석하거나 초음파 세척기용 세제를 희석하는 데에도 좋다.

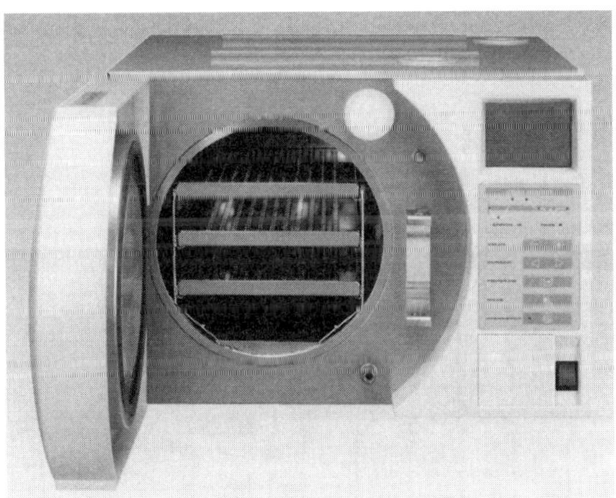

그림 2-1. 가압멸균소독기(autoclave)

(2) 불포화학증기멸균기(unsaturated chemical vapor sterilizer, chemiclave)

가압증기멸균기의 단점을 보완하여 제작된 멸균기로 가압증기 멸균기와 유사하게 증기를 사용하지만 멸균 중에 금속의 부식과 날이 무디어지는 현상을 억제하기 위하여 멸균실 내부의 수증기 분압을 15%이하로 유지해야 한다. 바(bur), 다이아몬드 포인트, 근관치료 기구, 치주 큐렛, 교정용 plier, 각종 날카로운 기구 및 나이프 등의 주요 치과기구의 멸균에 적합하다. 또한 별도의 건조과정을 필요로 하지 않아 시간이 적게든다. 단점으로는 침투력이 약해 면제품 등 다공성 기재의 멸균에는 적합치 않으며, 면으로 된 멸균포장재를 사용하여서는 안된다. 그리고 사용한 멸균 용액은 폐기규정에 의해 폐기하여야 한다.

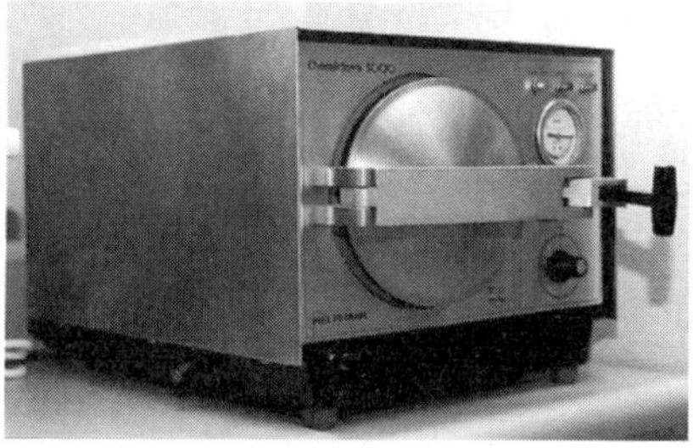

그림 2-2. 불포화학증기멸균기(chemiclave)

(3) 건열멸균기(dry heat sterilizer)

값이 싸다는 이유로 많이 사용되고 있으나, 고열에 약한 기재에 손상을 주지 않도록 주의하면 운용비용이 적게 들고 분말로 된 기재나 유리제품의 멸균에 우수한 멸균기이다. 그러나 멸균에 소요되는 시간이 길고, 멸균온도가 높기 때문에 금속 기구의 변질 우려가 있고 인상용 트레이 등의 납착 부위가 녹아 떨어질 수 있는 등의 단점을 가지고 있어 멸균할 기재는 트레이에 넣거나 호일로 싸서 멸균한다.

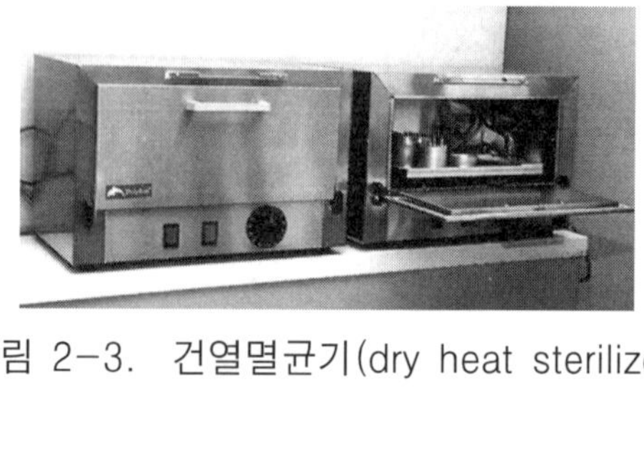

그림 2-3. 건열멸균기(dry heat sterilizer)

(4) 열전도멸균기(heat transfer sterilizer)

구슬 멸균기(Bead sterilizer)로 잘 알려져 있으며, 이는 주로 진료실에서 근관치료 도중 오염된 근관치료기구를 짧은 시간에 멸균하기 위한 것으로, 일상적 멸균법으로 활용한다든지 기구를 꼽아 놓은 채로 사용하면, 멸균온도가 매우 높기 때문에 기구의 금속성질을 변화시켜 근관내에서의 예기치 않은 기구 파절을 초래할 수 있으므로 진료 중 응급으로 일시적 활용법으로 추천한다.

2) 화학멸균법(chemical sterilization)

산화에틸렌(ethylene oxide) 기체를 이용하거나, 글루탈 알데하이드 또는 이산화염소(chlorindioxide) 용액에 기구를 침적하여 사용한다.

일반적 열멸균기의 보완적 수단으로 활용되며, 열에 약한 기재를 멸균하는데 추천된다. 멸균에 소요되는 전체 시간이 매우 길다.

글루탈 알데히이드의 증기와 산화에틸렌 기체에는 독성이 있어 적절하게 다루지 않으면, 환자나 의료인에게 해를 주기 때문에 주의를 요한다.

3) 방사선멸균법(radiation sterilization)

감마선, 방사성 동위원소를 이용하여 산업 목적으로 주로 사용되며, 용역에 의한 소규모 멸균도 이루어지고 있으나, 일상적 치과진료실의 멸균법으로는 바람직하지 않다.

국내 시장에는 자외선소독기(U.V. sterilizer)라 하여 자외선을 이용한 것이 있으나, 멸균기로 분류하는 것보다는 소독기로 분류하여야 하며 이것으로는 수술에 사용되는 기구를 처리해서는 안되며 'sterilizer' 라고 표기해서도 안 된다. 사용 시 자외선에 그늘진 곳은 살균이 어려우므로, 단순한 형태의 기구에 적합하고 그늘진 곳을 번갈아 자외선을 조사하여야 하며 나공성 재실이나 "Hinged instrument" 등 복삽하고 깊은 곳까지 침투를 요하는 기재에는 적합치 않다.

2. 소독(Disinfection)

소독은 미생물의 일부, 특히 병원성 미생물의 일부 또는 전부를 없애는 것이다. 일반 개념으로서의 소독을 중등도 소독을 뜻하며 세균 아포를 제외한 미생물을 죽이는 것을 뜻한다. 소독제에 따라 살균능력이 각기 다르며 독성이 있고 생체조직에 손상을 주거나 자극적이며 금속에 부식을 일으킬 수 있다.

여러 가지 화학약제의 소독능력

치과기구 및 표면소독에 추천된 약제	적용시간	소독능력
포름알데히드 3% 수용액	10분	++
8% 수용액	10시간	+++
8%, 10% 알콜용액	10시간	+++
글루탈알데하이드 2%산성 : Linear Alcohol의 Non-Ionic Ethoxylate로 활성화		
실온	10분	++
40~50℃로 가온	4시간	+++
60℃로 가온	1시간	+++
2% 알칼리성, 페놀로 완충		
16배로 희석	10분	++
원액	6시간45분	+++
2% 알칼리성	10분	++
	10시간	+++
염소 화합물 : 1% 유효 염소농도(5배 희석)	30분	++
O-Phenylphenol 9%와 O-Benzyl-P-Chlorophenol 1.0% 32배 희석	10분	++
Iodophor, 1% 유효 요오드 농도	30분	++
치과기구 및 효면소독에 추천되지 않은 약제	적용시간	소독능력
알콜 종류 : Iso-Propanol 90%, Ethanol 70%	①, ①	++, ++
Quaternary ammonium compounds	②	+

① 증발이 빨라서 적절치 못함 (+) 저도의 소독
② B형 간염 바이러스에 효과 없음 (++) 중등도의 소독
비누나 음이온계 제제에 의해 효능 상실 (+++) 고도의 소독
소독능력이 낮아 적절치 못함.

1) 기구 침적 화학소독제 및 멸균제를 안전하게 사용하는 방법

① 사용한 기구를 즉시 소독용액(대기 용액 : holding solution)에 넣는다.
혈액, 타액, 조직, 등이 기구에 말라붙어 세척이 어렵게 하는 것을 방지하며, 소독제의 작용으로 상당수의 미생물을 사멸하므로 술자를 보호하는 역할을 한다. 주로 1 : 32로 희석한 합성페놀류와 1 : 213으로 희석한 아이오도포 등의 소독제가 추천된다.

② 오염된 기구를 수돗물로 헹군다
긴 솔을 이용하여 깊은 개수통 안에서 바깥쪽으로 쓸어 닦어 기구로부터 손상을 줄이는방법이 사용된다.

③ 기구를 초음파세척기로 세척한 후 물로 헹군다.
초음파 세척은 손세척보다 효과적이고 오염된 기구에 노출되어 손상될 기회를 줄일 수 있다.

④ 종이 수건 등으로 건조시킨다. 작은 기구는 고농도의 알코올에 넣어 꺼내면 쉽게 건조할 수 있다.

⑤ 기구 침적은 화학 소독 · 멸균제에 지시된 시간동안 기구를 담근다.

⑥ 멸균된 물로 충분히 헹군다.

⑦ 멸균된 건조기(기구장)에서 건조시킨다.

⑧ 즉시 사용치 않으면 4번부터 다시 소독 과정에 들어산다.

※ 어떤 화학제는 적용시간과 농도에 따라 멸균(고도의 소독)이 되기도 한다.

Ⅳ. 손에 대한 보호

치과 진료진이 장갑을 착용하지 않고 시술한다면 환자의 혈액과 타액에 접촉하지 않을 수 없고 만약 피부가 손상되면 이곳은 병원성 미생물이 들어가는 입구로 작용할 수도 있다. 또한 손톱이나 손가락 사이에 혈액과 타액이 잔존하여 감염을 일으킬 수도 있으므로 장갑을 착용하지 않고 시술하는 치과 진료진은 위험한 상태에 있다고 말할 수 있다.

모든 치과 진료를 하는 동안에 손을 보호하기 위하여 시술용 장갑은 반드시 착용하여야 한다.

Ⅴ. 감염방지의 추천사항

1. 각 환자마다 완벽한 병력을 조사할 것
2. 보호장구를 착용하고 진료할 것
3. 가능한한 러버댐과 고성능 흡인기를 사용할 것
4. 노출된 표면을 일회용 덮개로 덮을 것

5. 일회용 바늘을 사용할 것
6. 날카로운 기재는 잘 뚫어지지 않는 용기에 넣어 버릴 것
7. 바늘 뚜껑을 다시 끼우지 말 것
8. 바늘에 찔리지 않도록 주의할 것
9. 모든 생검한 표면은 주의하여 포장하고 운반할 것
10. 감염성이 있는 폐기물은 관계법규에 맞게 버릴 것
11. 적절히 손을 닦는다.
12. 기구를 멸균할 것
13. 멸균증명을 할 것
14. 오염될 수 있는 모든 표면은 닦고 소독할 것
15. 환자 구강에서 나온 모든 물건을 닦고 소독할 것
16. 제조자의 지시에 따라 핸드피스를 멸균하거나 소독할 것

제3장 구강진단과 (Oral Diagnosis and Oral Medicine)

구강진단과 실습과제

1) 구강진단과의 역할
2) 악관절 진단과정
3) 악관절 질환의 처치

Ⅰ. 구강진단과란

치과치료를 받기 위해 내원하는 모든 환자가 거치는 1차적인 진료과로써 정확한 진단에 의한 치료계획수립 외에 현재 증가하고 있는 측두하악장애환자의 진단 및 치료, 구강내 연조직 질환의 진단 및 치료, 연령감정서와 그외 여러 가지 사고로 인한 치과적인 문제에 관한 진단서 발급 등을 다루는 치과학의 한분야이다.

Ⅱ. 진단과정

진단의 목적은 포괄적이며 체계적인 진단과정을 통해 가장 적정한 치료계획을 수립하는 데에 있다.

진단과정(diagnostic process)을 요약하면 다음과 같다.

1. 진단정보 수집과정

다음과 같은 병력조사, 진찰, 검사를 통해 포괄적인 진단정보를 수집하여야 한다.

1) 병력조사

- 주소(chief complaint)
- 현증(present illness)

- 기왕력(past medical/dental history)
- 가족력(family history)
- 사회력(social history)
- 전신평가(systemic review)

2) 진찰

(1) 전신상태 진찰

- 일반적 전신건강상태 진찰
- 신체부위별 상태 진찰

(2) 구강상태 진찰

- 일반적 구강건강상태 진찰
- 구강조직별 상태 진찰

① 구강연조직
구순(lips)
협부(cheeks)
구개(palate)
구강인두(oropharynx)
혀(tongue)
구강저(floor of the mouth)
치은(gingiva)

② 구강경조직
치아(teeth)
악골(jaw bones)

3) 검 사

- 방사선학적 검사
- 혈액 검사
- 요 검사
- 박리세포학적 검사
- 생체조직 검사

- 임상미생물학적 검사
- 근전도 검사
- 치수생활력 검사
- 치아-치열-악궁 모형 검사

2. 진단정보 분석과정

- 수집된 진단정보에 대한 세밀한 분석
- 주소에 대한 세밀한 분석
- 수집된 진단정보와 주소 사이의 상관관계
- 진단정보의 추가 수집에 대한 필요성 여부

3. 진단정보 합성과정

- 주소에 가장 직접적인 관련이 있는 진난정보 선택
- 선택된 진단정보와 주소에 관련이 있는 질환사이의 상관관계 규명
- 이에 대해 논리적인 면과 실제적인 면에서의 인과관계 규명
- 인과관계로부터 제시되는 질환이 하나 이상일 가능성 평가
- 하나 이상일 경우 그 목록 작성

4. 진단명 결정과정

이제까지의 진단과정을 통해 제시된 질환 중 의심되는 질환의 목록으로부터 진단정보와 현재의 병변을 가장 잘 설명해주는 질환을 선택하여 진단명으로 결정하여야 한다.

Ⅲ. 병력조사항목

1. 주소(Chief complaint)

비정상적 상태에 대해 환자 자신의 말루써 묘사된 증상들이다.

2. 현증(Present illness)

한가지 그 이상의 주소(C.C)들의 분석과 그들의 양태, 발병시간, 진행경로, 성격, 연관 증상들은 병력의 한 부분을 차지하는데, 이를 현증(present illness)이라 한다.

3. 기왕력(Past history)

기왕력은 크게 치과병력과 전신병력으로 구분하여 조사한다.

1) 치과병력(Dental history)

환자의 과거 치과치료에 대한 병력은 치과의사에게 진단뿐만 아니라 예후에 관한 유용한 정보를 제공하여 준다.

치과병력에서 다루어져야 할 항목은 다음과 같다.

- 치과를 찾는 빈도
- 치면 세마(oral prophylaxis)의 빈도
- 국소마취에 대한 경험
- 발치에 관한 경험
- 과거 치주치료, 치료를 요하였던 상황과 행하여졌던 치료의 형태(치석제거, 교합조정, 치은하소파술, 치은절제술, 투약 등)
- 과거 교정치료(치료를 요하였던 상황), 치료기간, 장치의 종류, 보정장치(retainer)의 유무
- 의치의 병력(장착시간, 개인관리, 의치의 변형 유무)
- 계속가공의치(사용기간, 편안함, 변형 유무)
- 근관치료(시행시기, 치은절제술 등)
- 발치 이외의 구강 주위의 외과적 시술(제거된 조직의 본태, 어떻게 제거되었는가, 재발 등)

2) 전신병력(Systemic history)

전신병력은 과거의 전신질병, 손상, 수술에 관한 환자의 건강력에 대한 것이다. 그리고 이는 치과치료에 직접 · 간접으로 연관된다.

대체로 내과병력은 유년기 질병과 그들의 후유증, 중병(serious illness), 상해, 수술, 방사선 조사, 알레르기 등과 관련된 정보 등에 유의하여야 한다.

그러므로 다음과 같은 사항에 대하여 환자에게 질문할 필요가 있다.

① 당신은 내과치료를 받고 있습니까?
내과치료시 진단명과 치료내용 등을 참조하여 치과치료를 시행한다.

② 입원이나 수술 받은적이 있습니까?
과거 병력에 대한 전반적인 상황을 알아둘 필요가 있다.

③ 어떤 약물을 복용하고 있습니까?

약물은 치과치료시 부작용과 stress를 초래하므로 약물의 종류와 의사의 정확한 처방을 확인하여야 한다.

④ 알레르기가 있습니까?

치과에 흔히 사용되는 시멘트, 테이프, 염색이나 요오드와 같은 것에 알레르기가 있는가를 살펴본다. 진성 알레르기는 대개 두드러기(skin, rash), 콧물, 맥관신경증성 부종이나 호흡곤란등의 증상이 나타난다. 천식의 경우 병력에 대한 질문과 빈도, 정도, 치료에 대한 질문을 하여야 한다.

⑤ 심장질환, 고혈압, 류마티스열을 앓은 적이 있습니까?

stress에 민감한 환자로서 지난 6개월내에 심근경색증이 발생한 경우는 환자의 재발방지법으로 치과치료의 금기와 치료시 영향을 미치는 혈관확장제, 항응고제, β –차단제와 강심제를 투여하여야 한다.

고혈압인 경우 혈압강하제를 투어하고 류마티스성 환자에게는 예방적 항생제 투여가 전제되는 것이 바람직하다.

⑥ 당뇨병을 앓고 있습니까?

당뇨병에 의한 염증의 치유 지연과 감염에 대한 저항력이 약화되어 치주염이 악화된다.

⑦ 결핵이나 다른 폐질환을 앓은 적이 있습니까?

결핵인 경우 약물치료를 하며, 튜버클린검사에 양성인 환자는 예방목적으로 약 1년동안 화학요법을 한다.

⑧ 간엽이나 다른 간질환을 앓은 적이 있습니까?

간염보균자의 감염유발과 간질환자의 치과치료시 출혈이나 약물내성(drug intolerance)의 야기를 유발할 수 있다.

⑨ 출혈이상이나 혈액질환을 앓은 적이 있습니까?

출혈이상 등을 문진으로 조사한다.

⑩ 성병에 감염된 적이 있습니까?

성병환자는 재발의 위험이 있으므로 치료시 주의를 기울인다.

⑪ 임신중 입니까?

제2기까지 치료를 연기하며, 응급일 경우 초기와 말기에 치료할 수도 있으므로 주의를 요하여 치료에 임한다.

4. 가족력(Family history)

가족력은 유전질환이나 결핵 등의 전염병에 대한 사항을 포함하여야 한다. 당뇨병과 암, 알레르기, 정신장애들도 중요하다.

흔하지 않은 유전질환 중 혈우병에 대하여는 직계가족 뿐만 아니라 보다 먼 친척들에 관한 정보도 필요하다. 가족력을 정할 때 부모의 나이, 사망 일자, 사인 등이 도움이 된다.

유전적, 가족적, 경향들은 일차적 아세포 빈혈(primary erythroblastic anemia), 골형성부전증, 출혈성 말초혈관확장증(hemorrhagic telangiectasia), 유전성 유백상아질(hereditary opalescent dentin), 유전성두개안면의 골형성부전(hereditary craniofacial dysostosis), 과잉치, 상실치, 부정교합들에서 나타난다.

5. 사회력(Social history)

환자의 결혼여부, 직업, 제정상태, 성격, 습관, 종교들을 포함한다. 과도한 음주는 전신 마취시 중요한 고려사항이 되며 또 환자의 영양상태도 중요하다. 간경변이나 비타민 B 복합체 부족상태는 알콜중독자에게서 일어날 수 있다.

흡연은 백반증(leukoplakia)과 구강점막의 우췌성암(verrucous carcinoma), 구강위생, 니코틴성 구내염 등과의 관련성 때문에 중요하다. 손톱 깨물기, 혀 내밀기, 담배 파이프 깨물기, 연필 빨기, 실 물기, 이 부딪히기, 이쑤시개의 잘못된 사용 등이 구강 내 이상과 관련이 있으므로 기록되어져야 한다.

질병이나 치료계획, 재정상태, 자녀문제, 실직, 퇴근시간, 사무실로부터의 거리, 치료를 끝내지 않고 이사갈 가능성 등의 문제가 고려되어야 한다.

6. 전신평가(Systemic review)

전신평가를 함으로써 명백히 관련되지 않은 증상들은 제외시킬 수 있다. 이는 신체의 다른 부위에 대한 검사를 포함하고 환자병력의 완전한 평가를 위해 합리적 순서에 따르기 때문에 중요한 증상들을 간과할 수 있는 가능성을 낮추어 준다.

Ⅳ. 활력징후 측정(Vital signs)

활력징후측정(vital sign check)은 생명현상의 중요한 소견이 되는 체온, 호흡, 맥박, 및 혈압에 대한 양적인 평가를 말한다. 활력징후 측정은 체온계, 청진기, 혈압기 등의 이용과, 시－청－촉각적인 진찰법의 병용을 통해 이루어진다.

1. 맥박수 측정(Pulse)

1) 검지와 중지는 맥박을 느낄 수 있는 radius와 tendon 사이의 손목에 가볍게 위치시킨다.
2) 30초간의 맥박수를 확인한 후, 2배하여 60초간의 맥박수를 산출한다.
3) 정상맥박수 : 60~80 / 분(성인)
   80~100 / 분(아동)

> 맥박상승요인 : 체온상승, 운동, 출혈, 갑상선 항진증, 불안, 두려움, shock(초기) 등
> 맥박하강요인 : Congestive heart failure(C.H.F), 운동선수 갑상선저하증, 휴식 등

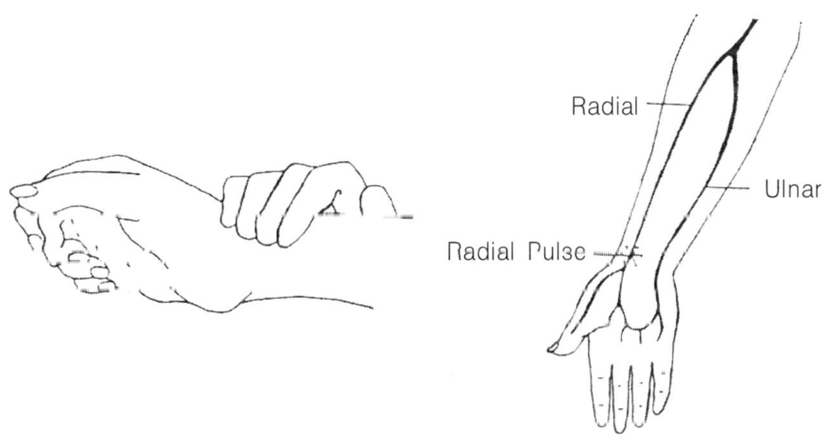

그림 3-1. 맥박측진

2. 체온측정(body temperture)

1) 구강체온

(1) 체온계를 아래로 흔들어 내부에 든 수은이 하단으로 떨어지게 함
(2) 환자의 혀아래의 설소대 옆에 체온계의 끝이 위치되게 함
(3) 환자가 가볍게 입을 다물게 함(말하지 않도록 주의)
(4) 3~5분 가량 위치고정
(5) 구강내에서 제거 후 즉시 수치 판독
(6) 정상치 : 37.0℃(평균 : 35.5℃~37.5℃)
아동 1세 : 37.3℃
4세 : 37.5℃
5세 : 37.0℃
12세 : 36.7℃

2) 액와체온

(1) 체온계를 아래로 흔들어 내부에 든 수은이 하단으로 떨어지게 함
(2) 액와중심 부위에 넣어 팔을 가슴부위에 올려놓고 움직이지 않도록 한다.
(3) 성인은 9분, 유아니 소아는 5분간 넣어둔다.
(4) 의식이 없거나 어릴 경우 체온계를 잡고 대상자와 같이 있어준다.
(5) 액와에서 제거 후 즉시 판독한다.

3. 호흡수 측정(Respiration)

정상호흡수 : 16~18회 / 분(성인)
24~28회 / 분(아동)

4. 혈압측정(Blood pressure)

1) 정 의

순환하고 있는 혈액이 나타내는 압력을 말한다. 심장의 수축기 혈압과 이완기혈압으로 구분된다.

Systolic pressure(수축기혈압) -> 심장의 수축으로 인한 순환계의 최고압
Diastolic pressure(이완기혈압) -> 심장의 이완으로 인한 순환계의 최저압
Pulse pressure(맥압) = 수축기혈압 - 이완기혈압

2) 측정단위 : mmHg

(1) 연령에 따른 혈압의 변화

110 / 60~140 / 90(연령이 증가함에 따라 혈압이 상승)

<참고> 6세 아동=90 / 60 60세 노인=140 / 90

(2) 이완기혈압(Diastolic pressure(mmHg)

<85	정상
85 ~ 89	High normal B / P
90 ~104	Mild hypertension
105~114	Moderate hypertension
>115	Serve hypertension

(3) 수축기혈압(Systolic pressure(mmHg)

>160	Severe hypertension
140~159	Noderline isolate
140~110	정상
<90	isolate systolic, hypotension

3) 혈압상승요인

(1) 운동, 먹을 때, 흥분, 성서석 결핍시.
(2) 폐경기 : 일반적으로 여성은 남성보다 4~5mmHg가 적은 혈압을 기록하고 있지만 폐경기 때는 여성이 보통 남성보다 높다.

4) 혈압하강요인

금식, 쉴 때, 우울할 때, 조용한 감정일 때.

- Sphygmomanometers(Blood pressure cuff)=inflatable bladder에 gauge가 부착됨
- Korotkoff sounds

5. 혈압 측정법

1) 환자를 supine 또는 sitting position으로 앉힌다.
2) 팔꿈치가 의자의 손잡이에 오도록 팔을 내민다. 이때 환자의 팔은 심장의 위치와 같은 높이가 되게 하며 구부리지 않도록 주의한다.
3) pressure cuff는 상완의 brachial artery 근처에 antecubital space 2cm 상단에 오도록하여 가볍게 둘러 준다.
4) 청진기의 diaphragm은 Brachial artery와 tendon의 medial side에 오도록 한다.
5) inflating bulb에 압력을 가해 최고혈압보다 40mmHg 높게 압을 가함(약 180mmHg 가량)
6) 1초에 2mmHg가량 수은주의 눈금이 떨어지게 하여 압을 빼준다.(심장의 박동에 따라 1초당 대략 2mmHg가량 수은주가 떨어진다.)
7) 최초의 날카로운 두드리는 듯한 소리가 수축기 혈압.
8) 계속 압을 빼주다가 소리가 잦아들기 시작하는 지점이 이완기 혈압.

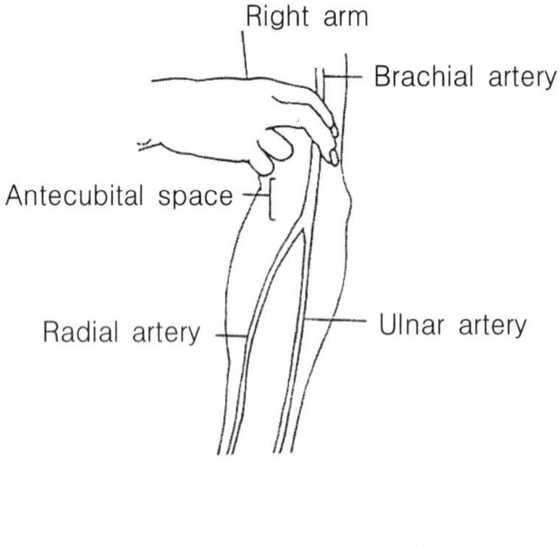

그림 3-2. Antecubital space의 촉진

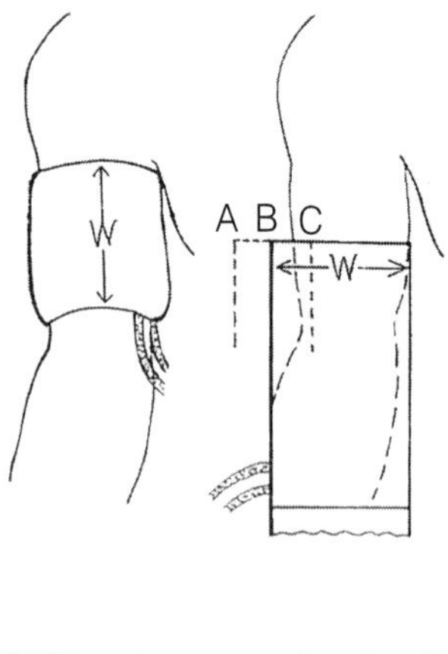

그림 3-3. 알맞는 Cuff size(B가 가장 적당)

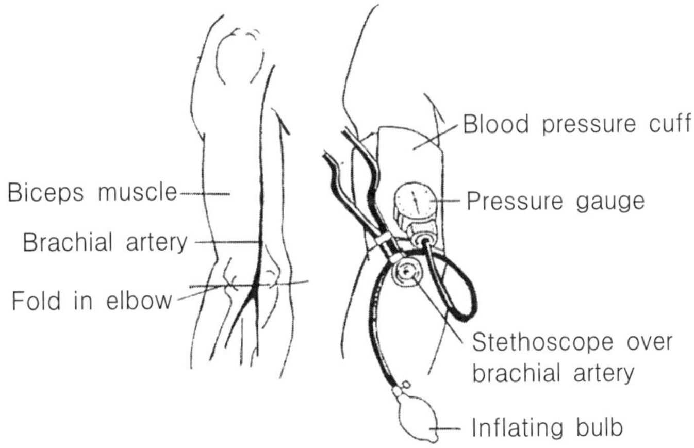

그림 3-4. Blood pressure cuff와 Stethoscope의 위치

V. 진료보조업무

1. 초진환자접수

치과병원에 처음 내원한 환자는 치과접수부에서 초진접수를 한 다음 구강진단과에 내원하게 된다. 구강진단과에 내원한 환자는 병록지 접수시에 신환대장에 기록한다.

(1) 병록번호 : 환자의 등록번호를 적는다.

(2) 초진년월일 : 환자가 처음 내원한 초진일을 적는다.

(3) 성명 : 환자의 성명을 기록한다.

(4) 성별 : 남녀를 표시한다.

(5) 주민등록번호 : 접수증에 기재된 주민등록번호를 기재한다.

(6) 연령 : 환자의 연령을 만나이로 기록한다.

(7) 전화 : 환자의 연락에 필수적이므로 자택 및 직장의 전화번호를 기록한다.

(8) 직업 : 환자의 직업을 구체적으로 기록한다. 학생인 경우는 학년을 같이 기록한다.

제4장 치면세마(Oral prophylaxis)

Ⅰ. 구강검진

1) 실습목적

구강의 정상범위에서 벗어난 부위를 찾아내고 구강위생관리에 필요한 교육을 할 수 있으며 환자 시술시 진단과 치료에 도움을 주기 위함이다.

2) 실습기구 및 재료

(1) 치경(mouth mirror)
(2) 탐침(explorer)
(3) 치주낭측정기(Periodontal probe)
(4) 핀셋(Cotton plier, pincette)

3) 실습방법(구강내 · 외 검사)

(1) 구강내 · 외 검사의 주의사항

① 구강외 검사시 환자가 안경을 착용했을 때는 안경을 벗게하고 Upright position으로 위치시킨다.
② 구강내 검사시 가철성 보철물을 제거하여 물컵에 담아놓고 환자를 Modified supine position으로 위치시킨다.

(2) 구강외 검사

① 후두근 및 후누임파절(Occipital muscle and lymph nodes)
② 이하선 및 이하임파절(Parotid gland and lymph nodes)
③ 협근 및 교근(Buccinator and Masseter)
④ 이개임파절(Auricular lymph nodes)

⑤ 하악전치부위(Anterior border of mandible)
⑥ 흉쇄유돌근(Sternocleidomastoid muscle)
⑦ 천경과 심경임파절(Superficial and Deep cervical lymph nodes)
⑧ 갑상선과 후두(Thyroid gland and Larynx)
⑨ 악관절(Temporomandibular joint)

(3) 구강내 검사

① 입술(Lips)
② 구강점막(Oral mucosa)
③ 연구개와 경구개((Soft palate and Hard palate)
④ 편도부위(Tonsilar region)
⑤ 혀(Tongue)
⑥ 치은(Gingiva)과 치조점막(Alveolar mucosa)
⑦ 구강저(Floor of mouth)
⑧ 치아(Tooth)
⑨ 교합(Occlusion)
⑩ 타액분비와 구취(Salivation and Halitosis)

Ⅱ. 치석탐지(Exploring)

1) 실습목적

Calculus와 plaque의 양과 분포상태를 검사하여 부착물을 완벽하게 제거하기 위함이다.

2) 실습기구 및 재료

Mouth mirror, explorer 11/12.

3) 실습방법

① Explorer의 올바른 tip을 결정한다.
② 변형연필잡기법으로 기구를 잡는다.
③ 시술부위 가장 가까운 부위에 손고정을 한다.

④ tip의 측면이 유리치은연 바로 위 치면에 접촉하도록 적합시킨다.
⑤ tip의 측면에 치면에 부착시킨 상태로 tip의 back 부위가 접합상피에 도달하도록 수직방향으로 가볍게 삽입한다.
⑥ Exploratory stroke(pull and push stroke)을 한다.

Ⅲ. 치주낭 측정(Probing)

1) 실습목적

치주낭의 깊이와 치은출혈의 정도 등을 평가하여 환자에게 설명하고 치주질환의 예방과 관리법을 교육하기 위함이다.

2) 실습기구 및 재료

Mouth mirror, periodontal probe.

3) 실습방법

① 변형연필잡기법으로 기구를 잡는다.
② 시술부위 가장 가까운 부위에 손고정을 한다.
③ tip의 측면이 유리치은연 바로 위 치면에 접촉하도록 적합시킨다.
④ tip의 측면에 치면에 부착시킨 상태로 접합상피에 도달하도록 수직방향으로 가볍게 삽입한다.
⑤ Walking stroke으로 전 치면을 stroke한다.
⑥ 구치부는 원심능각부위 → 중앙부위 → 근심능각부위 → 근심면 Col부위, 원심능각부위→ 원심면 Col부위를 측정하고, 전치부는 치경부 중앙선에서 술자와 가까운 면을 측정하고, 다시 치경부 중앙선에서 술자와 먼 면을 측정한다.

Ⅳ. 치석제거(Scaling)

1) 실습목적

치은연상과 치은연하의 치아 표면에 부착되어 있는 치면세균막과 치석을 제거하는 술식으로 정확한 치면세마를 하기 위함이다.

2) 실습기구 및 재료

① 기본기구 : mouth mirror, explorer, pincette.
② 수기구스켈러 : sickle, curette, hoe, chisel, file.
③ 초음파스켈러

3) 실습방법

(1) 수기구스켈러 실습과정

① 시술부위에 적합한 기구를 선택한다.
② 변형연필잡기법으로 기구를 잡는다.
③ 시술부위 가장 가까운 부위에 손고정을 한다.
④ 작동부 날의 끝 ⅓을 치면에 적합한다.
⑤ 기구의 내면을 치면에 0° 로 접합시킨 후 접합상피까지 삽입한다.
⑥ 치아면과 기구 작동부의 내면이 이루는 각도를 45~90° 가 되도록 한다.
⑦ 기구의 작동부를 치아면을 따라 동작한다.

(2) 초음파스켈러 실습과정

① 전원스위치를 켜고 핸드피스를 타구위에 놓고 foot controller를 밟아 2분 정도 물을 흐르게 한다.
② power와 물이 분무상태로 되도록 양을 조절한다.
③ 핸드피스를 변형연필잡기법으로 잡고 손고정을 한다.
④ 작동부는 치아장축에 평행 또는 치면에 15° 보다 작게 유지한다.
⑤ 한 부위에 너무 오랫동안 대거나 한꺼번에 너무 많은 압력을 가하지 말고 일정한 속력으로 여러번 stroke한다.
⑥ 환자가 과민함을 느낄때는 치면에 대한 각도와 압력이 적당한지 확인한다.
⑦ 미세하게 남아있는 치석은 반드시 curette scaler로 제거하여 마무리 한다.
⑧ 치석제거가 끝나면 과산화수소로 구강내를 소독하고 양치시킨다.

Ⅴ. 치면연마(Polishing)

1) 실습목적

치면연마는 치석제거 후 거칠어진 치아 표면을 활택하게 하는 행위로 연마과정에서 치질이 삭제될 수 있어 주의를 요하는 술식으로 이런 연마 과정을 충분히 익히기 위함이다.

2) 실습기구 및 재료

① Handpiece

② Contra angle or right angle

③ Polishing agant

④ Rubber cup, dappen dish, bristle brush, dental floss.

3) 실습방법

① 술자는 눈의 보호와 감염을 막기 위해 보안경과 마스크를 착용하며 환자는 에이프런을 착용한다.

② Handpiece에 prophylaxis angle을 삽입하고 rubber cup을 부착한다.

③ 변형연필잡기법으로 잡고 술자가 피곤함을 느끼지 않으면서 전 구강을 연마할 수 있도록 자세를 취한다.

④ 연마하기에 적당한 속도를 유지하도록 foot controller를 조절해 본다.

⑤ 연마제를 rubber cup에 담고 인접치아에 손고정을 한다.

⑥ 변연치은 아래부터 rubber cup을 직각으로 대고 치면에서 떨어지지 않도록 적합한다.

⑦ rubber cup을 치경부에서 절단 혹은 교합면쪽으로 쓸어 올리듯이 문지르는 동작으로 약간의 압력을 주면서 원심에서 근심으로 연마한다. 선지부 설면은 rubber cup이 동시에 닿지 않으므로 edge를 기울여 연마한다.

⑧ 교합면 연마는 bristle brush를 이용하여 연마한다.

⑨ 치면연마가 끝나면 dental floss나 air-water syringe를 사용하여 인접면에 있는 치면세균막과 연마제를 제거한다.

Ⅵ. 기구연마(Instrument sharpening)

1) 실습목적

기구연마의 목적은 기구의 모양을 원래의 형태로 유지하면서 예리하게 하여 시술시간의 절약과 조직의 손상을 방지하기 위함이며 기구연마 실습목적은 각 기구별 연마방법을 습득하기 위함이다.

2) 실습기구 및 재료

① 연마석 : 자연석, 인공석
② 윤활제 : Oil, 물
③ Gauze 또는 cotton
④ 플라스틱막대(Plastic testing stick)
⑤ 확대경(Magnifying lens)
⑥ Sharpening 할 기구

3) 실습방법

(1) 기구를 고정시키고 연마석을 움직이는 방법

① 기구절단연의 측면이 둥근 형태를 한 curette scaler를 연마할 때 효과적인 방법이다.
② 기구를 깨끗이 닦고 날의 무딘 정도를 관찰한다.
③ 오른손에 연마석을 올바르게 잡고 왼손에 기구를 Palm grasp로 잡고 탁자위나 술자의 상박(Upper arm)에 몸을 고정시켜 지지를 얻는다.
④ 기구의 내면과 연마석의 각도를 90° 가 되게 위치시켰다가 100~110° 로 조절한다.
⑤ 기구의 절단연을 3등분하여 2~3cm 정도의 길이로 중증도의 균일한 압력으로 heel에서 toe까지 up and down stroke으로 연결하여 연마한다.
⑥ 각 부위마다 마지막 동작은 wire edge의 형성을 최소화하기 위해 절단연을 향해 pull stroke을 한다.

(2) 연마석을 고정시키고 기구를 움직이는 방법

① 기구절단연의 측면이 편평한 형태의 기구를 연마할 때 효과적인 방법이다.

② 기구를 깨끗이 닦고 날의 무딘 정도를 관찰한다.

③ 연마각도를 유지하기 위하여 연마석을 약간 경사지게 하고 기구를 잡은 손의 약지를 연마석 측면에 가볍게 손고정한다.

④ 기구의 내면과 연마석의 각도를 90°가 되게 위치시켰다가 100~110°로 조절한다.

⑤ 기구의 절단연을 3등분하여 2~3cm 정도의 길이로 중증도의 균일한 압력으로 pull and push stroke을 한다.

⑥ 각 부위마다 마지막 동작은 wire edge의 형성을 최소화하기 위해 절단연을 향해 pull stroke을 한다.

제5장 치주과(Periodontics)

치주과 실습과제

1) 치면세마(시행)
2) 치주소파(관찰)
3) 치은박리소파(관찰 및 보조)
4) 치주포대 부착(시행)
5) 치주낭의 깊이 측정(시행)
6) 치은절제술(관찰 및 보조)
7) 기구연마(시행)
8) 치면착색제 도포(시행)

본과에서는 치주조직에 발생하는 병변의 치료 및 예방에 대한 모든 것을 강구하며 주로 치주질환을 시술하고 있다. 치주질환은 치아우식증과 함께 구강내 양대 질환으로서 성인 치아상실의 가장 중요한 원인으로 치아를 지지하고 있는 치은, 치주인대, 백악질, 치조골 등에 발생되고 흔히 성인층에서 많이 관찰되고 있다. 그러기에 구강위생관리의 향상을 위해서 환자 스스로 자신의 구강위생관리능력을 키울 수 있도록 구강위생실을 유영하여 치주질환의 예방을 노모하고 여러 가지 치주수술을 통하여 치주질환을 치료한다.

Ⅰ. 기구조작법

1. 치주진단시 사용되는 Instrument

(1) 치경(mouth mirror) : 혀나 볼을 제끼거나 반사광선 또는 간접상을 보기위해 사용.

(2) 탐침(explorer) : 치은연상치석, 치은연하치석, 치근면 우식증, 치근 결손부를 촉지하고 치근면의 활택정도를 감지할 때 사용

(3) 치주낭 측정기(periodontal probe) : periodontal pocket의 깊이, 형태, 위치 측정, 치은연하치석의 유무측정, probing시 출혈 측정.

※ 삽입시 치아의 장축에 평행하게 치주낭의 기저부까지 삽입하여 부드러우면서도 적절한 힘(25~40mg)을 가한다.

2. 치석제거 및 치근활택술, 치은소파에 쓰이는 기구

1) Sickle scaler

치은연상치석제거용, triangular shape, double edge

2) Chisel scaler

① 하악전치부 치간부위의 치석제거

② 순측에서 설측으로 push motion

3) Hoe scaler

① 구치부 치은연상치석제거, 치태제거, 치근활택술, 병적백악질 제거

② 치근손상을 피하기 위해 two-point contact을 하고 사용

③ pull motion

4) File scaler

① heavy calculus을 부수고 깨뜨릴 때 사용

② 수복물의 overhanging margin을 제거하는 데 사용

③ vertical pull motion

5) Curette

기구의 끝이 둥글게 되어 있으므로 조직에 손상을 주지 않으며 치은연하치석, 병적백악질 제거, 치근활택, 치주낭 소파에 가장 적합하다.

(1) Gracey curette과 Universal curette의 차이

	gracey	universal
사용범위	specific area	all area
cutting edge만곡	one cutting edge two plane으로 만곡	both cutting edge one plane으로 만곡
blade angle	offset blade: blade의 face가 shank에 대해 60~70° 로 bevel	90 °
사용방법	pull, push	pull

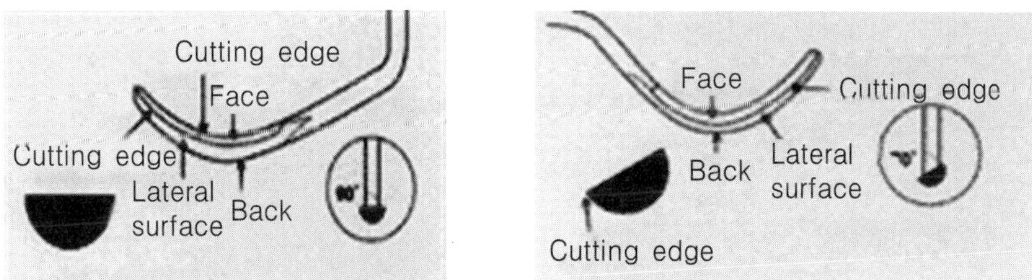

그림 5-1. Universal, Gracey

(2) Gracey curette의 부위별 기구 No.

① 전치부 : No. 1-2, 3-4

② 소구치부 : No. 5-6

③ 구치부 : No. 7-8, 9-10 협면과 설면
No. 11 12, 15-16 근심면
No. 13-14, 17-18 원심면

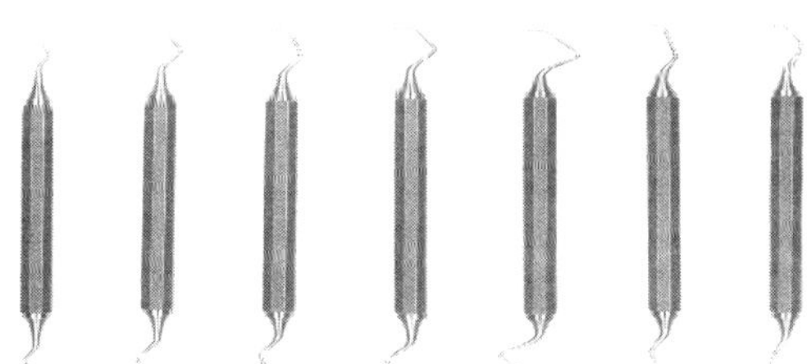

그림 5-2. Gracey curette

3. 치주수술에 사용되는 기구

(1) Periodontal knife(치주용 수술칼)

① kirkland knife : 반달 혹은 콩팥 모양의 치은절제용 수술칼, 손잡이 양쪽과 한쪽에 날이 있는 두 형태

② Orban knife(치간치은용 칼) : 마름모 형태의 칼로 치간 사이의 치은 절제시 사용, 양쪽에 날을 가짐.

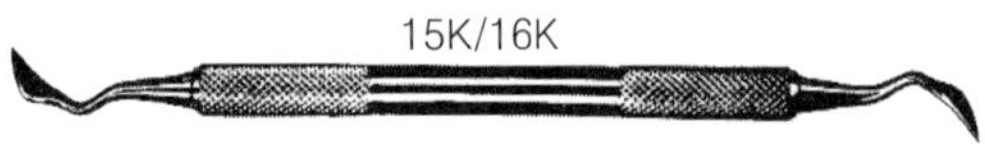

Kirkland knife(periodontal knife)

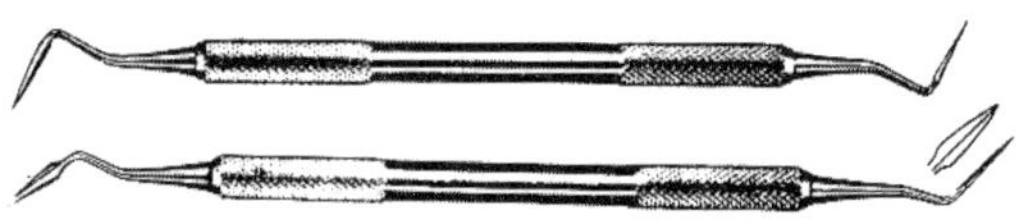

Interdental knife

그림 5-3.

(2) Surgical blade(외과용 메스) : No. 11, 12, 15

(3) Surgical curette : 치주낭이나 치주농양내에 육아조직이나 증식된 치간조직, 치은연하부착물 제거시 사용.

(4) Periosteal elevator(골막기자) : 연조직과 골막을 젖히고 움직이는데 사용

(5) Surgical chisel(bone chisel) : 치조골 제거, 치조골의 형태 변형에 사용

(6) Surgical file(bone file) : 거친 골면을 다듬을 때 사용

(7) Scissors and nipper : 수술시 조직의 잔사 및 연조직의 변연부를 자르고 치주농양의 절개부위 연장시 사용.

(8) Bone rongeur : 치조골 정형시 사용.

(9) Hemostat : 일시적인 지혈과 혈관의 조직을 잡아주며 염증조직의 제거에 사용

(10) Needle holder : 수술 후 조직 봉합을 위해 needle을 집어주는 기구.

(11) Pocket marker(치주낭 표시자) : 치은에 출혈점을 남겨 치주낭의 깊이를 치은상에 표시하는 기구

(12) Surgical bur

(13) Tissue forcep 등

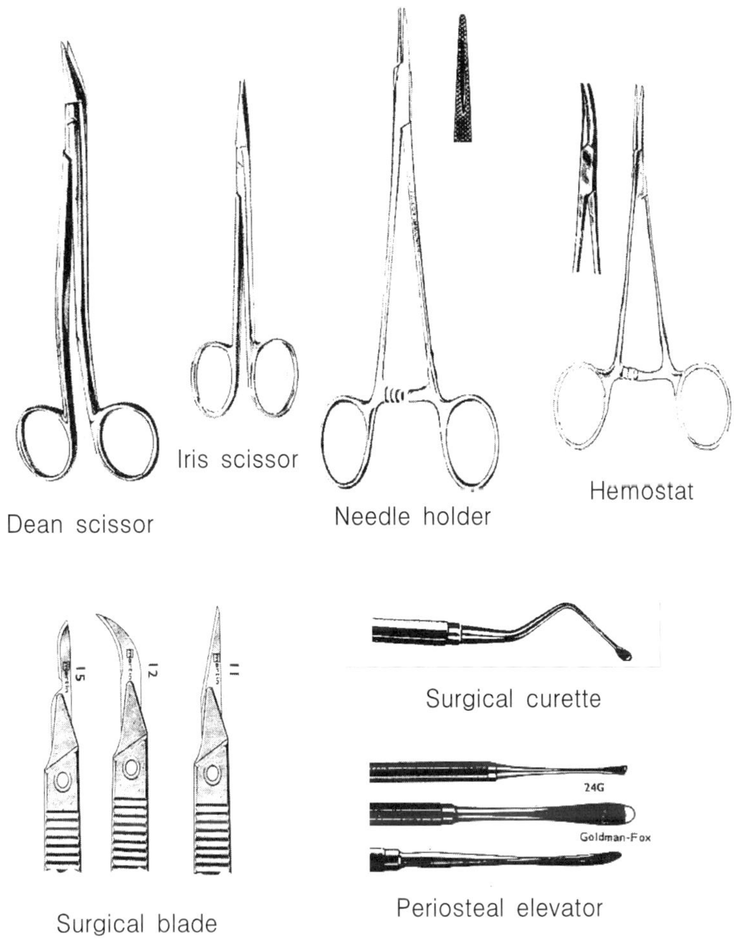

그림 5-4.

4. 치주외과 수술

1) 치주외과 수술

(1) 치은소파술(Subgingival curettage)

① 적응증

- 치석 제거 후에도 좋은 반응이 없는 치은염
- 조기 치주염
- 좁으며 수개의 골벽을 침범한 골내낭

② 기 구

- Julian smith curette No. 5, 6
- Gracy curette
- Hoe scaler No. 3-8
- Jaquette No. 1, No. 2, No. 3(31, 32, 33)

(2) 치은질제술(Gingivectomy)

① 적응증

- 치석제거와 치은소파술로 제거되지 않는 치주낭
- 섬유성 치은증식으로 치주낭이 이루어졌을 때
- 치간사이가 치은 분화구를 이루었든지 치은염의 열 개 혹은 festoon을 이루고 있을 때
- 치주농양과 치근 이개부 감염시
- 치은 깊은 곳에 제거하기 어려운 calculus가 있을 때

② 기 구

- Pocket marker
- Kirkland periodontal knife No.11, 12
- Bard-parker blade No. 11, 12, 15와 holder
- Scissors
- Jacquette or curette, Hoe scaler

(3) 치은판막수술(Periodontal flap operation)

치주판막을 만들어 치주낭의 제거, 치근활택 및 치은점막 결손의 수정과 파괴된 조직의 회복을 기하는 수술로써 치은절제술과는 달리 치주낭을 이루고 있는 치은을 최대한 보호하며 치주낭의 제거와 파괴된 조직의 회복을 얻고자 한다.

① 기 구

- Bard-parker blade No. 11, 12와 holder
- Interproximal knife(Orban knife)
- Periosteal elevator
- Tissue retractor, Kirkland tissue retractor
- Tissue scissors
- Periodontal curette과 Molt curette

- Jacqette No. 31, 32, 33(No. 1, 2, 3)
- Needle holder와 hemostat, suture silk & needle
- Bone file & chisel
- Mirror, explorer, cotton plier, periodontal probe
- Dental syringe
- Surgical globe
- Irrigation syringe

5. 기구 연마(Sharpening)

1) 기구날의 평가법

① 기구의 cutting edge를 dental light에 비추어봄
예리한 기구 : 빛의 반사 없음
무딘 기구 : 무딘 면을 따라 빛을 반사시킴
② 소독된 plastic stick을 이용하여 예리한 정도 측정

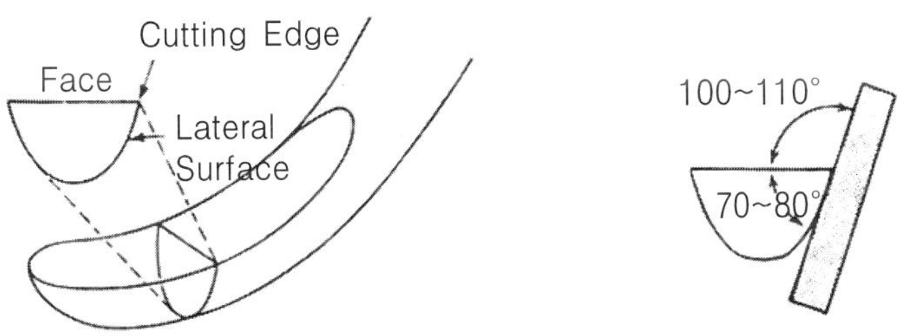

그림 5-5. 기구연마

※ 날의 전면과 숫돌이 이루는 각 : 100~110° 날의 전면은 바닥에 평행

2) 무딘기구 사용시

술자 : 효과적인 기구 조작을 할 수 없고 쉽게 피로를 느낌.
환자 : 불필요한 조직의 손상, 시술중·후의 불편감과 시술효과가 떨어짐, 치유가 지연됨.

6. 치주기구의 사용 원칙(Principle of perio-instrumentation)

1) 술자와 환자의 위치(Accessibility)

술자 : 발과 대퇴부－바닥과 평행

환자 : supine position

2) 시야, 조명, 견축(Visibility, illumination, retraction)

3) 기구 잡는법(Instrument grasp)

① modified pen grasp : 첫째와 둘째 손가락으로 기구를 잡고 가운데 손가락 안쪽으로 기구의 연결부위를 고정하며 네 번째 손가락은 손 고정을 한다.

② pen grasp : 첫째와 둘째 손가락으로 기구를 잡고 가운데 손가락 부위에 기구를 조정

③ palm and thumb grasp : 손바닥에 기구를 놓고 네 번째 손가락으로 잡은 다음 엄지를 연결부위에 대고 사용

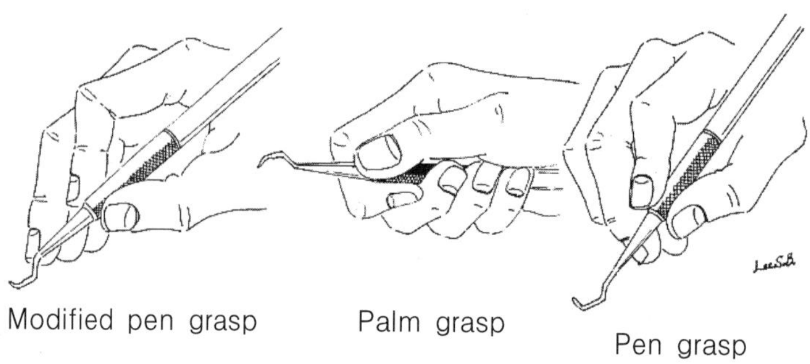

그림 5-6. 기구 잡는법(Instrument grasp)

4) 손가락 고정(Finger rest)

(1) intraoral rest : working area에 가까울수록 좋다.

① conventional : 바로 인접부위 치아

② cross arch : 반대편

③ opposite arch : 반대악

④ finger on finger : 사용치 않는 술자의 손을 이용

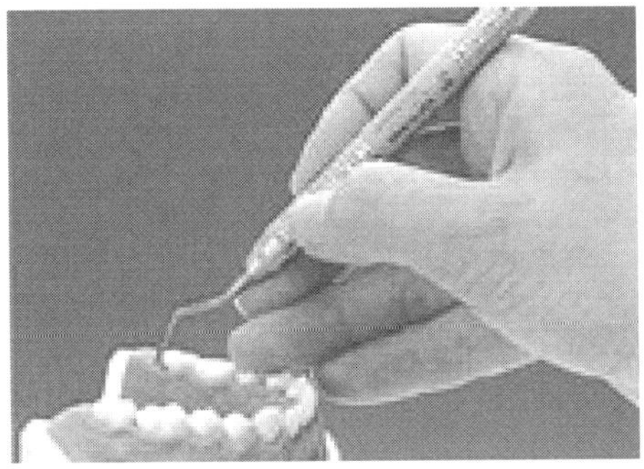

Finger rest

그림 5-7. 손가락 고정(Finger rest)

(2) extraoral finger rest : 안면 등의 편리한 부위 사용
① palm-up
② palm-down

5) 치아면과 기구가 이루는 각도(Angulation)

(1) 기구 도달시(subgingival insertion) : 0°
(2) scaling, root planing : 45~90°
※ 45° 미만, 90° 초과시 : 치석위로 미끌어짐(smoothening or burnishing)
(3) curettage : 90° 이상

6) 기구조작(stroke)

(1) exploratory stroke : 치주낭의 깊이, 형태, 치석유무, 치근표면상태 조사시 이용. light feeling stroke
(2) scaling stroke : short powerful stroke
(3) root planing stroke : root surface의 final smoothing, planing시 사용하는 moderate to light stroke

Ⅱ. 비외과적 처치

1. 치태조절법(Plaque control)

치태조절 : 치아에 부착된 치태와 기타 연성부착물을 제거하는 것

1) 치태조절의 목적

① 치면에서 microorganism의 수 감소
② oral mucosa의 circulation
③ sulcular epi.의 keratinization 증가

2) 치태조절의 중요성

① prophylactic aspect
② therapeutic aspect
③ maintenance aspect

3) 치태조절의 instruction procedure

① step 1 – motivation : 치주질환과 원인교육
② step 2 – education : 구체적인 구강보건교육
③ step 3 – instruction
- 세균막의 착색과 시각적 확인
- 구체적으로 부위별, 환자별 특성에 맞게 구강내 교육

(1) 기계적 치태조절

① step by step(case by case) toothbrushing instruction
② 구강위생보조기구(dental aids)
- dental floss and floss threader(치실과 치실고리) – 치아 사이의 이물질 제거, 인접면 우식, 치근면 우식예방, 고정성보철물 인공치 기저부의 이물질제거
- interdental brush(치간치솔) – 넓은 인접 공간을 가지는 치아나 노출된 치근이개부 청결
- wooden tip(나무자극기) – 중등도 이상의 치간유두 퇴축시에 사용하는 것이 좋음
- rubber tip(고무자극기) – 치간치은의 혈액순환 촉진
- water pik(수압청정기) – 수압을 이용 치아 표면이나 치은열구, 치주낭내 침착물 등을 세척
- automatic toothbrushing(전동잇솔) – 노약자나 장애자에게 추천

③ gingival massage

- 목적 : a. epi.의 thickening
  b. epi.의 keratinization
  c. blood circulation
- 방법 : toothbrushing – stillman's method, charter's method

(2) 화학적 치태조절

① 구강세정용액

- chlorhexidine – 치은염의 예방효과, 치주염치료 환자의 치은염 완화와 탐침시 치은출혈 감소
- Essential oil mouthwash(페놀계) – 치은염 감소, 작열감, 쓴맛, 치아변색 등의 부작용
- 4가 암모늄화합물 – 치아표면에 세포부착 감소, 치아변색과 작열감의 부작용
- 불화주석(stannous fluoride) – 치태물질 및 세균의 운동성 감소

② 항생제

- tetracyline
- penicillin
- metronidazol
- clindamycin

③ 치면착색제(Disclosing agent)

- 목적 : 환자의 구강위생상태를 평가하고, 자신의 상태를 관찰하게 하여 동가유발을 목적으로함.
- 조건 : 생체에 대하여 안전하고 치태에 특이적으로 작용하며 선명하게 착색되어야함.
- 종류 :
  a) disclosing solution
  b) disclosing tablet
  c) chewing wafers
  d) disclosing stain
- 사용방법 : 먼저 치아를 건조시킨 후 치면 착색제를 도포하고 물로 양치시키고 난 후 구강상태를 확인 함.

4) Periodontal pack의 용도

(1) bleeding 방지
(2) Tooth mobility 방지
(3) 수술 후 상처보호
(4) food impaction 방지
(5) 치유 촉진

Ⅲ. 실습생 유의사항

1. 구강위생실(plaque control instruction room) 운영 및 내용에 대한 이론과 실제에 대해 잘 알아둘 것.
2. 임상에서의 case by case에 따른 scaling 환자의 치료 및 관리에 대해 잘 알아둘 것.
3. scaling과 root planing의 차이와 효과에 대해 잘 알아둘 것
4. 전신질환이나 shock 환자의 응급처치에 대한 치과위생사의 역할에 대해 잘 알아둘 것.
5. 수술기구 set에 기본적으로 들어가는 기구명칭과 용도 및 그 술식에 대해 잘 알아둘 것.

제6장 예방치과(Preventive Dentistry)

구강병을 예방하는 원리와 방법을 연구 실천하는 과로서 구강건강을 보다 효율적으로 증진·유지시켜 구강병에 이환되지 않도록 하는 치과학의 한 분야이다.

Ⅰ. 4단 치아우식예방법

1. 치면세균막 관리(plaquc control)

1) 잇솔질

(1) 종 류

① 회전법(Rolling method)
② 바스법(Bass method)
③ 스틸맨법(Stillman's method)
④ 챠터스법(Charter's method)
⑤ 묘원법(Fones method)
⑥ Modified bass method
⑦ Modified charter's method
⑧ Modified stillman's method
⑨ 횡마법(Scrub method)
⑩ 생리법(Physiological method)

(2) 각각의 잇솔질 방법에 따른 잇솔의 선택

(3) 준비물

① 악치모형
② 잇솔

(4) 환자별 잇솔질 관리 지도

① 일반인의 잇솔질 교습

- 잇솔질 방법
- 권장 잇솔
- 권장 구강위생용품

② 치주질환 환자의 잇솔질 교습

- 잇솔질 방법
- 권장 잇솔
- 권장 구강위생용품

③ 국부의치장착 환자의 잇솔질 교습

- 잇솔질 방법
- 권장 잇솔
- 권장 구강위생용품

④ 총의치장착 환자의 잇솔질 교습

- 잇솔질 방법
- 권장 잇솔
- 권장 구강위생용품

⑤ 계속가공의치장착 환자의 잇솔질 교습

- 잇솔질 방법
- 권장 잇솔
- 권장 구강위생용품

⑥ 소아환자의 잇솔질 교습

- 잇솔질 방법
- 권장 잇솔
- 권장 구강위생용품

⑦ 치경부 마모증 환자의 잇솔질 교습

- 잇솔질 방법
- 권장 잇솔
- 권장 구강위생용품

⑧ 고정성 치열 교정 장치 환자의 잇솔질 교습
- 잇솔질 방법
- 권장 잇솔
- 권장 구강위생용품

2) 구강위생용품(Oral hygiene device)

(1) 칫솔(tooth brush)

- 현재 시판중인 잇솔의 종류와 특성에 관하여 조사하시오.

상품명	제조회사	특 성	권장대상

(2) 세치제(dentifrice)

- 현재 시판중인 세치제의 종류와 특성에 관하여 조사하시오.

상품명	제조회사	특 성	권장대상	마모도

(3) 보조구강위생용품(auxillary oral hygiene devices)

- 현재 시판중인 보조구강위생용품들의 종류와 특성에 관하여 조사하시오.

상품명	제조회사	특 성	권장대상

① 구강위생푼사 또는 치실(Dental floss)

• 사용목적

a. 치아사이의 이물질을 제거

b. 접촉부위와 치은열구부위를 포함하는 치아의 인접면을 깨끗이 함

c. 치간사이의 잇몸을 맛사지함

d. 치은연하치석의 확인, 과잉충전 진단, 치간사이우식증의 파악에 도움

e. 치은출혈의 감소에 도움

f. 일반적인 구강위생에 기여 및 구취의 감소

• 종 류

a. Waxed : 치간사이가 넓을 때 사용, 초보자가 사용

b. Unwaxed : 치간사이가 좁을 때 젊은 층, 불소국소도포시 사용

c. Lightly waxed

d. Regular

e. Fine

f. Extra-fine

g. Flavor floss(spearmint, cinnamon, peppermint, wintergreen)

• 치실의 적용부위 및 방향

a. 치간사이 협설면으로 치실을 건다.

b. 교합면에서 접촉점을 지나 치경부로 치실을 밀어 넣음

c. 앞쪽치아의 원심면을 따라 치은연하까지 치실을 밀어 넣음

d. 교합면으로 치실을 튕겨낸다(치간사이의 손상을 방지하기 위해서는 치간사이에 넣은 후에 ⊂모양을 만들어 주어서 한번은 앞쪽치아의 원심에 치우치게 해주고 한번은 뒤쪽치아의 근심에 치우치게 움직여 준다).

② Dental Floss threader

주로 crown & bridge 장착환자의 지대치와 인공치의 사이나 치간사이와 인공치아의 기저부를 닦을 때 사용

• 적용부위

a. 접촉부위가 아주 견고한 치간사이

b. 보철물 지대치의 인접면과 치은사이

c. 가공치의 하방

d. 교정장치주변 : Bracket과 wire 사이

③ gauze strip, Knitting yarn

치은퇴축으로 치간사이가 넓어진 치주질환자의 인접면 치면세균막을 효과적으로 제거

- gauze strip

a. 방법 : 보통 1인치 정도의 너비를 가진 6인치 길이의 거즈를 한번 접어서 치간사이의 협·설면으로 넣고 협설면쪽으로 왕복운동

- knitting yarn

a. 방법 : 2~4가닥의 나일론 실이나 굵은 면실을 치실이나 치실고리에 꿰어서 치간사이가 넓은 부위에 적용시켜 인접면을 닦거나, 계속가공의치의 치간사이가 넓어진 경우에 사용

④ interdental brush

a. 정의 : 치간유두가 퇴축된 치간사이의 치태를 제거하거나 고정성 보철물 및 교정장치 주위의 치태를 효과적으로 제거

b. 방법 : 사용하기 전에 물을 적신 후 강모가 손잡이로부터 직각을 이루게 하고 치아장축에 수직으로 왕복운동

⑤ interdental tip stimulator

a. 정의 : 대부분 고무제품으로 된 치간자극기는 치간부위의 치은조직에 마사지 효과로 인해 치주조직의 건강을 유지시키는 기구이다. 부드러운 원추형의 고무나 플라스틱이 칫솔끝이나 손잡이 부위에 부착되어 있다.

b. 방법 : 끝부위를 치간에 45~90℃ 되게 하면서 약간 회전운동을 하여 치은에 압박

⑥ tooth pick, wedge stimulator, periodontal aid

- tooth pick : 식사 후 치간 사이의 음식물 잔사를 쉽게 제거
- wedge stimulator : 치간사이에 넣고 왕복운동과 작은 원호운동을 시도함으로써 치간 사이 음식물 잔사와 치면세균막 제거
- periodontal aid : 치은열구나 치주맹낭 속의 불순물과 치면세균막을 긁어내기 편리하게 고안된 기구

⑦ gingival stimular

a. 정의 : 두부의 강모대신 고무로 만든 넓고 부드러운 tip이 달려 있어 비교적 넓은 부위의 치은에 맛사지를 하는 기구

b. 방법 용도 : 치은맛사져로 압력을 가하면서 작은 원호운동을 시도하면서 전체의 치은에 마사지

⑧ water pik

a. 정의 : 고압의 계속적인 물사출이나 간헐적인 물사출로 치간사이의 음식물 잔사나 치면세균막을 씻어내도록 고안된 기구

b. 방법 용도 : Tip을 치아장축에 대해 직각되게 치간사이에 위치시키고 순면이나 협면에서 설면으로 물을 분사해가며 치간사이 음식물잔사 제거

⑨ end tuft brush

a. 정의 : 가늘고 작은 칫솔손잡이 끝에 몇 개의 강모단만으로 구성되고 치간사이에 사용하거나 교정용 bracket 장치 주위의 치면세균막 제거용으로 편리

b. 방법 용도 : 최후방 구치의 원심면을 닦기 좋거나 고립된 치아를 닦기에 편리

⑩ tongue cleanser

a. 정의 : 구취를 호소하는 환자에게 사용하는 기구

b. 방법 용도 : 혀의 안쪽에서부터 구강밖으로 훑어내면서 사용

⑪ mouth rinse

쉽게 시행할 수 있고 시간이 절약되며 물리적인 방법으로 접근할 수 없는 구강부위에 청결효과 유지

(4) 치면착색제(Disclosing agent)

① 정의 : 보통 육안으로 판별하기 어려운 치태에 색소를 이용하여 보이게 하는 착색제. 환자의 구강위생상태를 평가하고 환자 스스로가 자신의 상태를 지각하게 하여 구강위생술식 방법을 가르치는데 사용

② 조건 : 생체에 안전, 치태에 특이적으로 작용, 선명하게 염색

③ 종류 : Iodine, Erythrosin, Bismark Brown, Combination of Erythrosin and Bismark brown, Sodium fluorescein, Mercyrochrome

④ 사용법 : 치아를 건조시킨 후 치면착색제를 도포시키고 물로 양치하게 한후, 구강상태를 확인

2. 불소도포(fluoride application)

1) 전문가 불소도포법

① NaF 불화법 : 2% 수용액으로 3세, 7세, 10세, 13세 각각 4번 도포한다.
② SnF_2 불화법 : 아동은 8% 수용액으로 3세 이후 매년 1회씩 도포한다. 성인은 10% 수용액을 사용한다.
③ APF 불화법 : 1.23% 용액을 도포한다.

2) 자가 불소도포법

① 불소세치제 : 세치제에 불소를 첨가하는 방법이다.
② 불소겔 이용법 : 불소겔을 이용하여 도포하는 방법과 불소이온 tray 이용법이다.
③ 불소용액 양치법 : 0.05% NaF를 1분간 양치하는 방법이다.

3) 불소도포 술식

(1) 용액도포법

① 치면세마
② 치아분리
③ 치면건조
④ 불소도포

(2) 겔도포법

① 치면세마
② 불소겔준비
③ 치아분리
④ 치면건조
⑤ 불소겔도포
⑥ 후처치

(3) 불소이온 도입법

① 불소이온도입기 준비
② 치면세미
③ 치아분리
④ 지면건조
⑤ 이온트레이장착
⑥ 이온도입기 작동
⑦ 후처치

4) 불소 종류

① NaF
② SnF_2
③ APF
④ 10% 불화석 질산질코니움호제 등

3. 치면열구전색(pit & fissure sealing)

1) 치면열구전색제의 종류

① BIS-GMA계 resin
② Glass Ionomer

2) 치면열구전색단계

① Oral prophylaxis
② Isolation
③ Dry
④ Outline form
⑤ Etching
⑥ Washing
⑦ Drying
⑧ Application
⑨ Bite check
⑩ Polishing

4. 식이조절(Diet control)

1) 식이조절 정의

개인의 섭식습관과 식단을 크게 변화시키지 않으면서 당분 섭취의 횟수와 양을 줄이고 이상적인 영양소를 공급할 수 있도록 식단을 조절하는 과정이다.

2) 식이조절 대상

① 10대의 모든 구강진료 대상자
② 다발성 치아우식증 환자
③ 치열 교정 처치를 받고자 하는 환자
④ 치아우식증 예방에 각별한 관심을 가지고 있는 환자

3) 식이조절 과정

① 식이조사
② 식이분석
③ 식이상담
④ 식이처방

(1) 식단처방 지시서

식 단 처 방

1. 귀하의 식단을 분석하고 다음과 같이 권고합니다.
 1)식단에 다음의 기초식품을 첨가하시기 바랍니다.
 2) 식에 첨가하실 식품은 다음과 같습니다.
   (1) 아침식사

   (2) 점심식사

   (3) 저녁식사

2. 치면세균막과 우식증의 발생을 감소시키기 위하여
 1) 설탕이 함유된 음식물을 식단에서 제거하시기 바랍니다.
 2) 간식품을 다음의 보호 식품으로 대치하시기 바랍니다.

3. 귀하의 식단을 아래와 같이 보호식품으로 개선하도록 권고합니다.
 1) 아침식사
 2) 점심식사
 3) 저녁식사
 4) 간 식

(2) 우식성식품 섭취빈도 분석용지

식품구분	섭취시기	첫째날	둘째날	셋째날	넷째날	다섯째날	합계
액체식품	정식						
	간식						
고체식품	정식						
	간식						

※ 5일 중 우식발생가능 시간 = 5일간 우식성식품 총섭취 횟수 × 20 = ____분

(3) 청정식품 섭취시기 분석용

청정식품구분	첫째날				둘째날				셋째날				넷째날				다섯째날			
	아침	점심	저녁	간식	아침	점심	저녁	간식	아침	점심	저녁	간식	아침	점심	저녁	간식	아침	점심	저녁	간식
채소류나 신선한 과일																				
기타 청정식품																				
청정식품 불섭취 시기																				

(4) 기초식품 섭취실태 분석용지

기초식품	일일 일인당 기초식품 권장량 섭취 횟수						과부족
	첫째날	둘째날	셋째날	넷째날	다섯째날	평균	
육 류 난 류 두 류							
우 유 유제품 멸치등							
채소류 과실류							
곡 류 감자류							
유지류							

(5) 5일간의 식생활일지

식 생 활 일 지(월 일)
간식 :
아침 :
간식 :
점심 :
간식 :
저녁 :
간식 :

(6) 식단상담 결과보고서

1.
2.
3.
4.
5.

Ⅱ. 치아우식활성시험(Caries activity test)

1. 치아우식 활성검사 대상자

① 치아우식증이 위협적으로 많이 발생되는 사람
② 진행중인 우식병소가 있거나 치아우식증이 빈발하는 사람
③ 가공의치 · 국소의치 · 교정장치를 구강내에 보유하고 있는 사람
④ 일상적인 구강보건교육이나 가정구강보건관리에 반응이 나타나지 않는 사람

2. 치아우식활성검사 방법 및 실습

1) 치면열구세균막 수소이온농도 완충능 검사

① 세균막 채취할 치아 선택 : 일반적으로 우식증이 있는 부위의 치아 선택
② 선택된 치아를 면구로 분리
③ 세균막 채취 : scaler나 cleoid-discoid carver로 1~2개 치면에서 채취
④ 채취한 치면세균막을 슬라이드 글라스에서 3등분함
⑤ 각각의 세균막에 지시약을 calbrated dropper를 이용하여 1방울씩 첨가한 후 pH color standard와 비색하여 수소이온농도 결정
⑥ 10% 포도당 용액 25ml로 2분간 구강세척 후 5분 간격으로 30분간 세균막의 수소이온농도를 계속 측정

MINS	0	5	10	15	20	25	30
B.C.G							
B.C.P							
B.T.P							

2) 타액분비율 검사

(1) 비자극성 타액분비율 검사

① 안정상태에서 5분간 분비되는 타액을 25ml 눈금부 실린더에 수집한 후 목측으로 검사
② Mercer의 비자극성 타액의 평균 분비량 : 3.7ml

(2) 자극성 타액분비율 검사

① 무가향 파라핀을 저작시키면서 5분간 분비된 타액을 50ml 눈금부 실린더에 수집한 후 목측

② Mercer의 자극성 타액의 평균 분비량 : 13.8ml

※ 기구 및 약재

환자명		나이		성별		진행중인 우식치아	
비자극성 타액 : ml/5분							
자 극 성 타액 : ml/5분							
소 견 :							

3) 타액점조도 검사

① 내경 0.4mm, 길이 10cm의 Ostwald pipette에 채취된 자극성 타액 2ml 이상을 넣고, Pippete의 윗눈금까지 흡입한다.

② 타액이 흘러가는 시간을 측정

③ 타액의 비점조도

$$= \frac{\text{2ml의 타액이 흐르는데 소요된 시간(타액의 절대 점조도)}}{\text{2ml의 증류수가 흐르는데 소요된 시간(증류수의 절대 점조도)}}$$

※ 기구 및 약재

<table>
<tr><td>환자명</td><td></td><td>나이</td><td></td><td>성별</td><td></td><td>진행중인 우식치아</td><td></td></tr>
<tr><td>증류수</td><td colspan="3"></td><td colspan="2" rowspan="2">점조도</td><td colspan="2" rowspan="2"></td></tr>
<tr><td>타 액</td><td colspan="3"></td></tr>
<tr><td colspan="8">소 견 :</td></tr>
</table>

4) Snyder 검사

① 자극성타액 0.2ml가 혼합된 시험관을 10분간 열탕속에 정지시켜 용해
② 50℃에서 냉각시킨 후 실온에서 30분간 방치
③ 37℃ 배양기에서 24시간, 48시간, 72시간 보관

※ 기구 및 약재

환자명		나이		성별		진행중인 우식치아	
검사시간 :		24시간		48시간		72시간	
판 정 :							
소 견 :							

5) 타액완충능 검사

① 음료수로 양치
② paraffin을 저작시키며 4~5ml의 타액을 채취
③ 정확히 2ml의 타액과 지시약 3방울을 혼합
④ calbrated dropper로 0.1N 유산용액을 한 방울씩 첨가
(pH 5.0이 실현되는 PH 결정 기준색과 일치되는 색이 될 때까지)
⑤ 남은 2ml의 타액을 위의 과정을 거쳐 측정한 후 두 값을 평균하여 타액의 완충능 산출

※ 기구 및 약제

환자명		나이		성별		진행중인 우식치아	
0.1N Lactic Acid 양 :							
소 견 :							

6) 구강위생관리능력 검사

① 예고없이 잇솔질을 하도록 한다.
② 치면세균막을 착색시킨다.
③ 잇솔질의 결과를 관찰, 평가하게 된다.

환자명				나이				성별				진행중인 우식치아					

□치면세균막 부착률= $\dfrac{\text{종평점}}{\text{현존치아수}\times 6}$ = ―――――― = %

□구강위생관리능력 = 100 − 치면세균막부착률 = %

7) 치면세균막 재형성율 검사

① 치면세마 후 2일간 잇솔질을 하도록 지시
② 2일 후에 내원한 환자의 치아표면에 다시 형성된 치면세균막의 정도를 관찰

환자명				나이			성별				진행중인 우식치아					

□치면세균막 재형성률 = $\dfrac{\text{종평점}}{\text{현존치아수}\times 6}$ = ―――――― = %

8) 구강내 포도당 잔류시간 검사

① 구강내에 잔류되어 있는 포도당의 잔류시간을 측정하여 우식활성을 검사

② Tes-tape를 사용하여 tape의 색깔이 황색에서 녹색으로 변하는 tape를 보고 시간을 측정하여 계산

※ 기구 및 약제

환자명		나이		성별		진행중인 우식치아	
시 간 : 전 후 3 6 9 12 18 21 27 30							
결 과 :							
소 견 :							

Time(Mins)	0	0	3	6	9	12	15	18	21	24	27	30
Tes-Tape												
color												

9) 구강내 산생성균검사(Modified snyder test)

① 잘 소독된 막대달린 면구로 상·하악 구치부 협면쪽의 치면을 문질러 치면세균막을 채취한다.
② 치면세균막을 채취한 면구를 배지속에 넣고 막대를 부러뜨린 후 마개를 덮는다.
③ 배지를 배양기속에 넣고 37℃에서 48시간 배양한다.
④ 배양된 배지의 색깔변화를 기준표와 비교하여 판정한다.

※ 기구 및 약제

환자명		나이		성별		진행중인 우식치아	
검사시간 : 48시간							
판 정 :							
소 견 :							

10) Streptococcus mutans균 검사(caries screen SM test)

① 배지가 들어있는 용기 외면에 환자의 이름과 검사 날짜를 적는다.
② Bacitracin table을 배양액이 담긴 용액속에 넣어 잘 녹인다.
③ 환자에게 Paraffin wax를 주어 씹게 한 후 자극성 타액 2ml을 배양액이 담긴 용기에 받도록 한다.
④ 타액을 섞은 배양액 뚜껑을 덮은 후 위아래로 천천히 흔들어 잘 혼합되도록 한다(너무 세게 흔들지 않도록 한다.)
⑤ 배지가 담긴 용기에서 배지를 꺼낸 후 배양액 용기 뚜껑과 바꾸어 끼도록 한다.
⑥ 배지가 달려있던 용기에 물 1~2방울을 넣고 CO_2 table을 넣는다.
⑦ 다시 배지 뚜껑과 배양액 뚜껑을 바꾸어 닫는다.
⑧ 배지가 들어있는 용기를 배양기에 넣고 37℃에서 48시간 배양한다.
⑨ 배양기에서 꺼낸 후 24시간 실온 보관한다.
⑩ 배지에 형성된 집락(colony)의 양상을 기준표와 비교하여 판정한다.

Caries Screes SM 판정표

집락수	판 정
1~5만	무활성
5~10만	경도 활성
10~25만	중등도 활성
25만 이상	고도 활성

※ 기구 및 약제

환자명		나이		성별		진행중인 우식치아	
검사방법 :							
판 정 :							
소 견 :							

제7장 치과방사선과(Dental Radiology)

치과방사선과 실습과제

1) 상악 전치부 치근단 촬영 Maxillary incisor teeth X-ray taking(periapical)
2) 하악 전치부 치근단 촬영 Mandibular incisor teeth X-ray taking(periapical)
3) 상악 견치 치근단 촬영 Maxillary canine teeth X-ray taking(periapical)
4) 하악 견치 치근단 촬영 Mandibular canine teeth X-ray taking(periapical)
5) 상악 구치부 치근단 촬영 Maxillary molar teeth X-ray taking(periapical)
6) 하악 구치부 치근단 촬영 Mandibular molar teeth X-ray taking(periapical)
7) 교익 촬영(좌 · 우 구치부) Bite-wing X-ray taking(Right or Left Molar)
8) 전방부 교합 촬영-상악 Topographic Occlusal projection-Maxillary
9) 절단면 교합 촬영-하악 Cross-sectional occlusal projection-Mandibule
10) 파노라마 방사선사진 촬영 Panoramic radiography
11) 디지털 방사선사진 촬영 Digital radiography

치과방사선과는 치아 및 상·하악골과 안면골에 발생할 수 있는 여러 질환의 이상상태 및 타액선 질환, 연조직 질환 등의 방사선학적 검사로 치료계획의 수립과 치료경과, 치료종료 후 예후를 평가하여 임상 각 과의 진료업무를 보조하고 있다. 특히 X-ray는 짧은 파장을 지닌 광선으로서 비가시적이며, 치과진료에 있어서 유용하고 필수적인 진단 방법으로써, 주로 사용되는 방사선 촬영법으로는 표준방사선 사진촬영, 교익방사선 사진촬영, 교합방사선 사진촬영 등과 구외촬영으로 두부의 촬영과 더불어 파노라마촬영, 두부규격방사선촬영, 악관절촬영, 타액선조영술 등을 시행하고 있나. 또한 요즘은 필름보다 예민한 검출기로 X선을 받아 디지털 신호로 처리하여 사진상을 모니터로 관찰하는 디지털 촬영을 주로 시행하고 있다.

Ⅰ. X-ray 촬영 순서

1. 환자에게 방사선 촬영의 필요성과 안전성에 대해 설명한다.
2. 납방어복을 착용시키고 환자를 앉힌다.
3. 철거 가능한 보철물, 안경, 악세서리를 제거한다.
4. 환자의 두부를 조절한다.
5. 촬영할 부위에 맞게 계기조절판을 조절한다.
6. 필름을 구강 내로 위치. 고정 시킨다.
7. X선 관구의 수직각과 수평각을 조절한다.
8. X 선을 조사한다.

Ⅱ. X-ray 종류

1. 구내 방사선 촬영

1) 치근단 촬영(Periapical) : 치근단 및 치아 주위 조직의 평가
2) 교익 촬영(Bite-wing) : 초기 인접면 치아우식증 및 상·하악 치아의 교합관계 검사
3) 교합 촬영(Occlusal) : 악골의 전체적인 모양이나 크기의 관찰

2. 구외 방사선 촬영

1) 파노라마 방사선사진 촬영법(Panoramic radiography) : 치아및 치아주위 조직의 전반적인 평가
2) 두부규격 방사선사진 촬영법(Cephalometric radiography) : 두개골의 성장양상 연구
3) 하악골의 측사위 촬영법(Lateral oblique projection of mandible) : 하악체 및 하악지의 관찰
4) 후전방 두부 방사선사진 촬영법(Posteroanterior(P-A) skull projection) : 두개골의 질환및 외상 평가
5) Waters 촬영법(Waters projection) : 상악동 관찰
6) 역 Towne 촬영법(Reverse-Towne projection) : 하악과두 경부의 골절 평가
7) 이하두정 방사선사진 촬영법(Submentovertex projection) : 하악과두의 위치 결정

Ⅲ. 치근단 촬영법(Periapical technique)

1. 등각 촬영법(Bisecting angle technicque)

1) 촬영원리

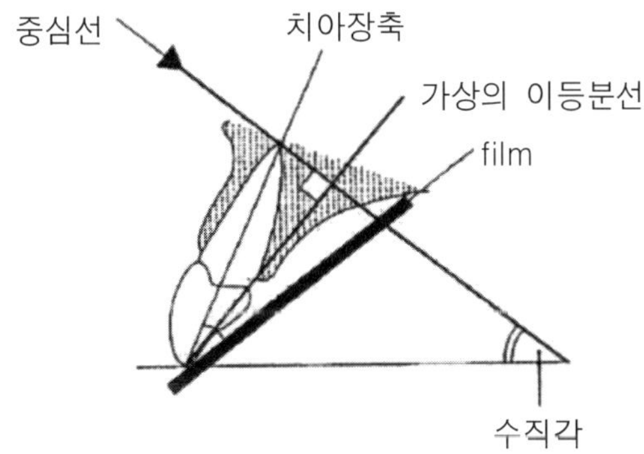

그림 7-1. 등각촬영의 도해

2) 수직각도 및 수평각도(vertical & horizontal angulation)

		상 악	하 악
수직각	절치	+45°	−15°
	견치	+45°	−20°
	소구치	+35°	−10°
	대구치	+25°	−5°
수평각	절치	0°	0°
	견치	60~75°	40~50°
	소구치	70~80°	70~80°
	대구치	80~90°	80~90°

3) 노출시간(exposure time)

	상 · 하악
절치	0.3sec
견치	0.3sec
소구치	0.4sec
대구치	0.5sec

2. 평행촬영법(Paralleing technique)

1) 촬영원리

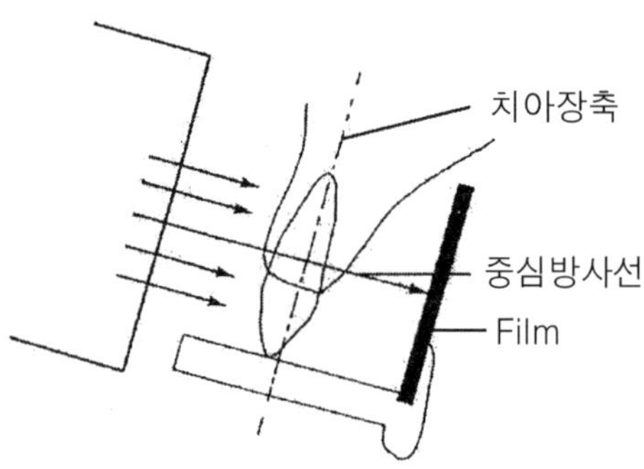

그림7-2. 평행촬영의 도해

2) 평행촬영법의 실제

① XCP(extension cone paralleing) 등의 필름 유지 기구와 장조사통(Long cone)을 이용한다.

② 필름을 치아의 장축에 평행하게 위치시키고 중심 방사선을 치아와 필름에 직각되게 조사하는 방법으로 상의 기하학적인 왜곡을 최소화시킬 수 있다.

3) 각 부위별 필름유지대 사용 그림

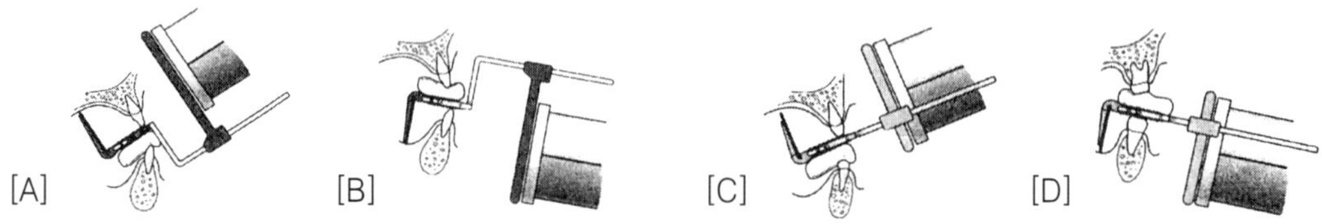

그림 7-3. [A] 상악전치부 [B] 하악전치부 [C] 상악구치부 [D] 하악구치부

Ⅳ. 교익촬영법(Bite-wing technique)

필름의 상부가 구개에 의해 경사되는 것을 보상하기 위해 +5°~+10° 정도의 수직각을 준다.

1) 촬영법

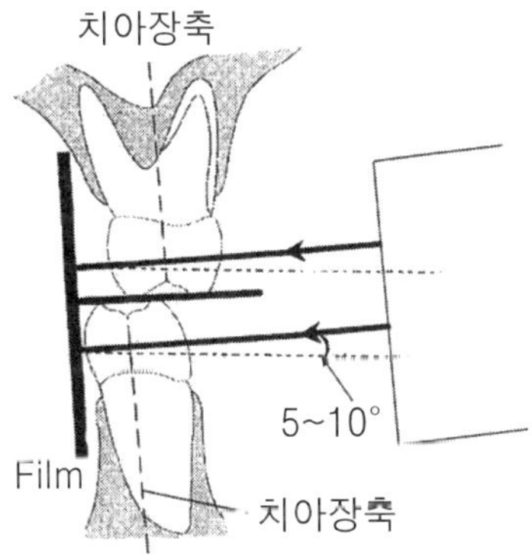

그림 7-4. 교익 방사선사진 촬영의 도해

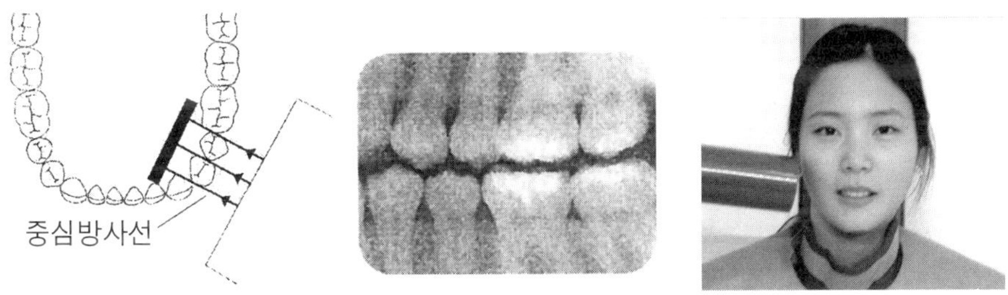

그림 7-5. 소구치부 교익 방사선사진 촬영

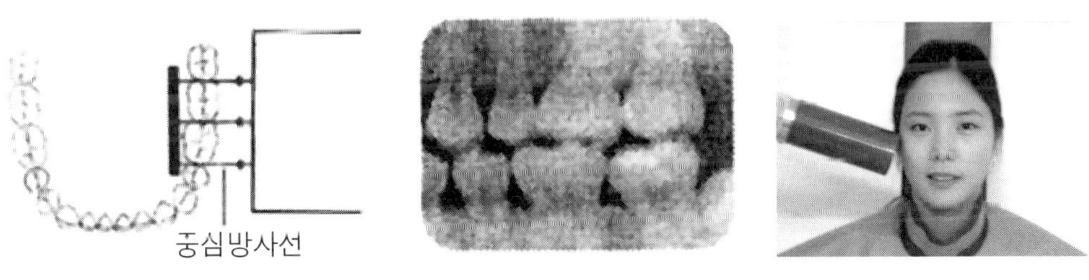

그림 7-6. 대구치부 교익 방사선사진 촬영

2) 목 적

① 초기 인접면의 치아우식증 발견
② 치주질환의 유무및 그 정도 평가
③ 상·하악 치아의 교합관계 검사
④ 치수강의 검사
⑤ 인접면 충전물의 치은연부위의 적합도 검사

V. 교합촬영(Occlusal technique)

큰 병소 또는 악골 전체에 대한 관찰을 하고자 할 때 이용

수직각도 및 중심방사선 입사점

촬영부위	수직각도	중심방사선의 입사점
상악 전방부 교합촬영	+65°	비첨 부위
상악 표준 교합촬영	+75°	비교 부위
하악 전방부 교합촬영	−55°	턱의 첨부
하악 절단부 교합촬영	−90°	턱의 하방 3cm에서 구강저의 중앙

1) 상악 전방부 교합촬영법

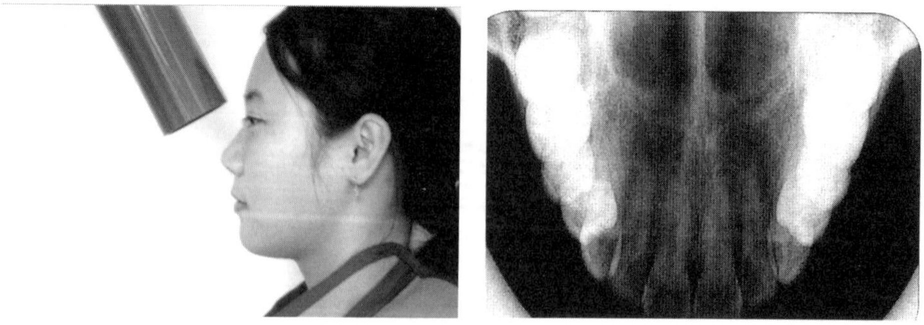

그림 7-7. 필름 및 조사통의 위치

2) 상악 표준 교합촬영법

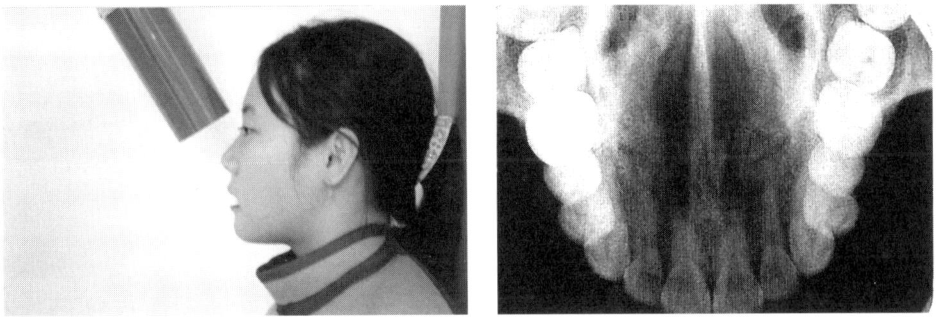

그림 7-8. 필름 및 조사통의 위치

3) 하악 전방부 교합촬영법

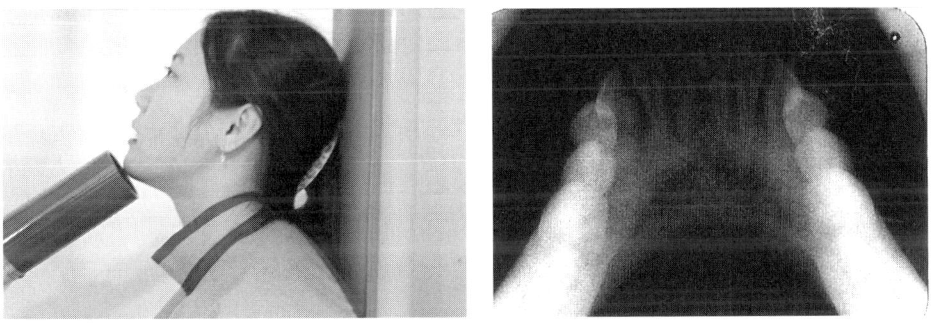

그림 7-9. 필름 및 조사통의 위치

4) 하악 절단부 교합촬영법

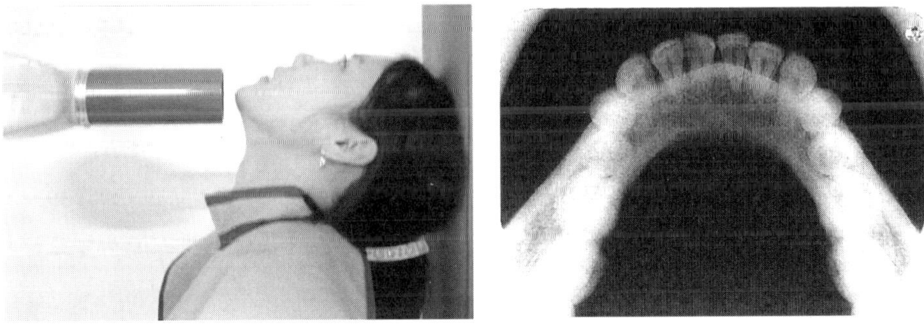

그림 7-10. 필름 및 조사통의 위치

Ⅵ. 파노라마 방사선사진 촬영법(Panoramic radiography)

1. 정 의

상 · 하악골 및 안면구조물을 하나의 연속된 상으로 나타내는 방사선 촬영 술식

2. 촬영목적

1) 악골의 광범위한 병소 평가
2) 치아의 발육과정 및 발육이상 평가
3) 외상에 의한 악안면 골절의 평가

3. 촬영방법

1) 암실에서 카세트 내에 필름 장착
2) 카세트 장착기에 장착(화살표 방향대로 잠금이 걸릴 때까지 밀어 넣음)
3) 전원을 켜고 관전압 설정(대개 자동인 경우 대상을 지정하면 자동으로 설정)
4) 환자가 착용하고 있는 귀걸이, 목걸이, 안경, 국소의치 및 가철식 교정장치 제거
5) 갑상선 보호대가 없는 납 방어복 착용
6) 촬영기에 위치시키고 양손으로 손잡이를 잡게 한 다음 다리를 기계 가까이 하여 상체가 똑바로 펼수 있도록 한다.
7) 환자의 턱을 턱받이에 올려 놓으면서 두부의 좌우평행을 확인하며 교합제(bite-block)에 있는 홈에 상 · 하악 전치가 맞물리도록 위치시킨다.
8) 촬영기에 Positioning light가 있는 경우 Frankfort-Horizontal plane light가 안와하 절흔과 귀구멍 위로 지나가고 전면 light가 환자의 정중시상면과 일치하도록 두부를 위치시킨다.
9) 촬영 도중 환자의 혀를 입천장에 닿도록 하여 필름영상의 질을 향상시킬 수 있도록 한다.
10) 촬영 동안 카세트와 관구가 환자 주위를 회전하며 촬영시간이 15초 정도 걸릴 것임을 알려주고 움직이지 말 것을 주지시킨다.
11) 스위치를 관구의 회전이 멈출 때까지 끊임없이 눌러 노출시킨다.
12) 환자를 촬영기에서 나오게 한다.
13) 카세트를 빼고 기계의 재위치 단추(reset botton)를 눌러 관구와 카세트 장착기가 제 위치로 돌아가도록 한다.

4. 환자의 자세에 의한 실책

1) 악궁을 상층보다 전방에 위치시킨 경우 ; 전치부에서 수평적으로 축소되어 나타남
2) 악궁을 상층보다 후방에 위치시킨 경우 ; 전치부에서 수평적으로 확대되어 나타남
3) 턱을 너무 숙이고 촬영한 경우 ; 교합평면이 V자형으로 나타나고 치아가 심하게 중첩되거나 악골이 왜곡되어 나타남
4) 턱을 너무 들고 촬영한 경우 ; 교합평면이 수평이나 역 V자형으로 나타나며 악골이 왜곡되어 나타남
5) 목을 전방으로 구부려서 위치한 경우 ; 경추가 중첩되어 하악의 전방부 상이 뿌옇게 나타남

Ⅶ. 디지털 방사선사진 촬영(Digital radiography)

1. 장 점

1) 환자의 피폭선량 감소
2) 신속한 상의 확인
3) 판독시 사진의 특성 조정 가능
4) 보관 용이
5) 환경 친화적

2. 단 점

1) 센서의 유연성 부족 및 그기 불충분
2) 장비의 고가

3. 필요장비

1) 엑스선 촬영기
2) 컴퓨터
3) 디지털 시스템(센서와 콘트롤박스)

4. 촬영 과정

필름촬영 방식과 동일하며 필름이 놓일 위치에 센서가 놓임

1) 엑스선촬영기와 디지털시스템 및 컴퓨터 연결
2) 환자를 앉히고 납 방어복 착용
3) 촬영부위 선택
4) 환자의 두부 위치 설정
5) 관두의 위치 설정
6) 구강 내 센서 고정
7) 노출
8) 즉시 모니터상에서 판독

5. 촬영장비 및 촬영된 사진

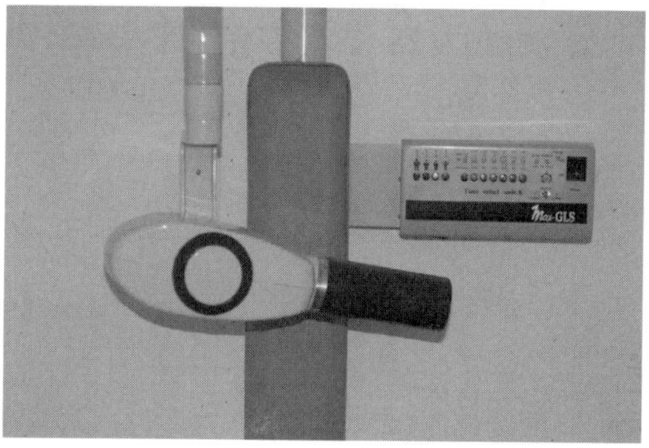

그림 7-11. X선 촬영기

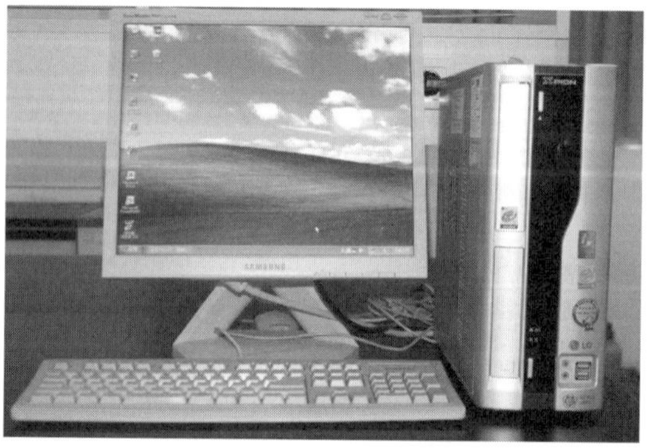

그림 7-12. 컴퓨터

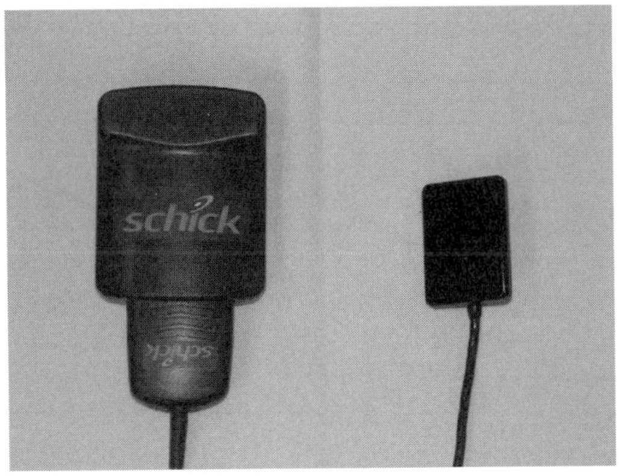

그림 7-13. 콘트롤 박스 및 센서

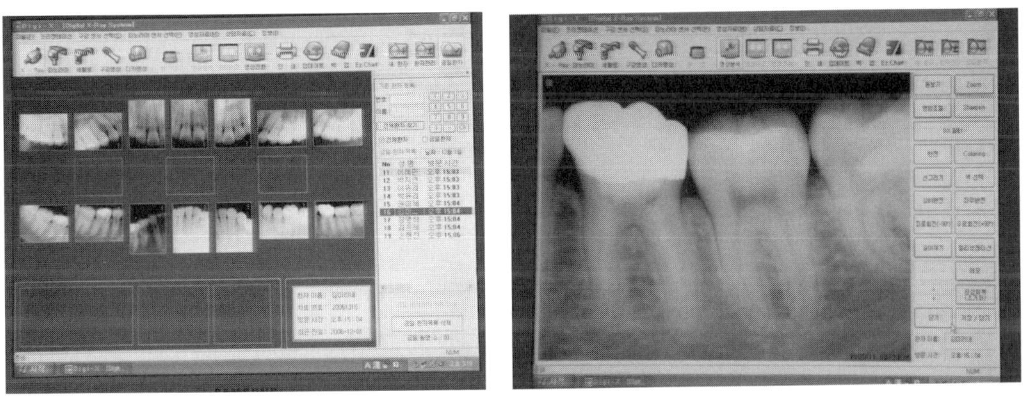

그림 7-14. 디지털 촬영 사진

Ⅷ. X선 사진 현상

- 현상 과정(Developing processing)
- 현상-중간수세-정착-최종수세-건조

* 잠상(latent image)

필름이 X선에 노출되면 눈으로는 관찰할 수 없는 화학적 변화가 일어나게 되는데 이것을 잠상(latent image)이라 한다.

1) 시간-온도 현상법(Time-temperature processing technique)

① 현상(Developing)

• 잠상을 환원제를 사용하여 화학적으로 환원하는 것

• 20℃(68°F) 4~5분

② 중간수세(Rinse)

• 20~30초

③ 정착(Fixing)

• 미환원 할로겐화은을 수용성 물질로 만들어 물에 녹게함

• 20℃(68°F) 10~15분

④ 최종수세(Washing)

• 흐르는 물에 20~30분

⑤ 건조(Drying)

• 먼지 없는 곳에서 자연건조

2) Visual technique

눈으로 상의 현상정도를 관찰하면서 현상하는 방법

(1) 현상 : 실온에서 눈으로 보아 치아의 상이 나타날 때 까지

(2) 중간수세 : 흐르는 물에서 씻으면 좋음

(3) 정착 : 실온에서 최소한 필름의 투명도가 생길 때 까지

(4) 최종수세 : 흐르는 물에서 충분히

(5) 건조 : 먼지 없는 곳에서 자연건조

현상탱크(processing tank)

[A] 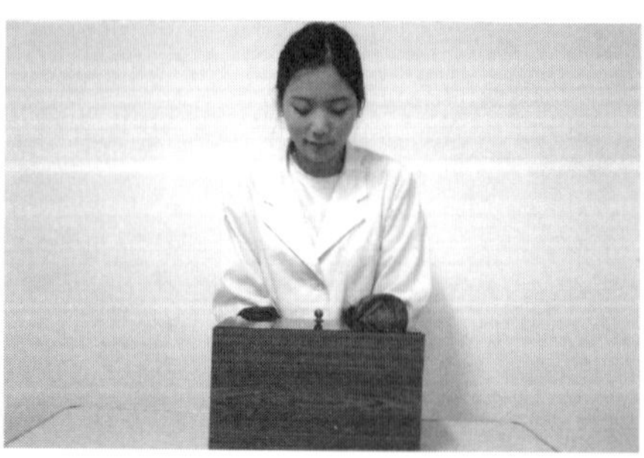

[B] 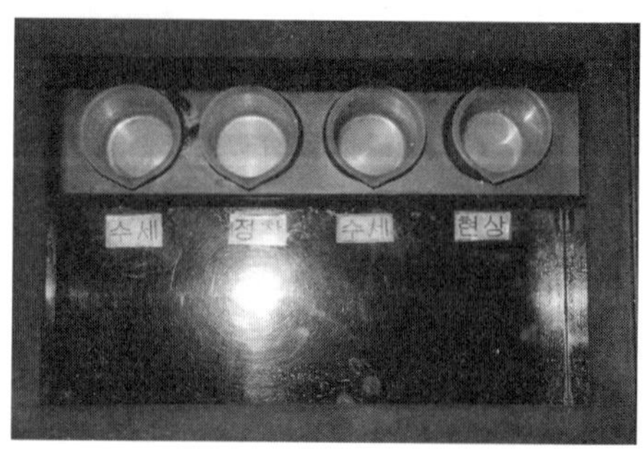

그림 7-15. [A] 현상하는 모습 [B] 현상 암상자의 내부

[A] 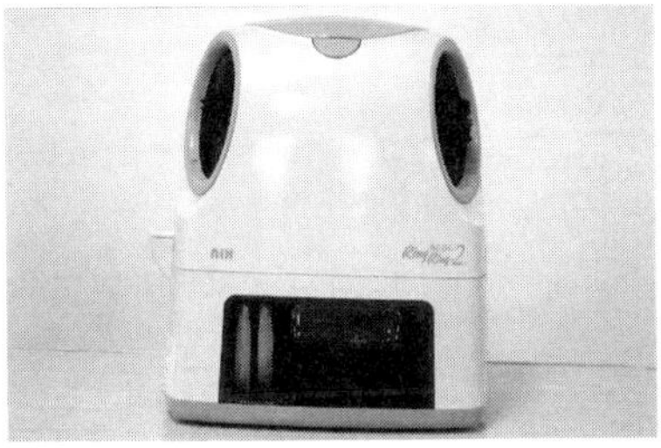 [B] 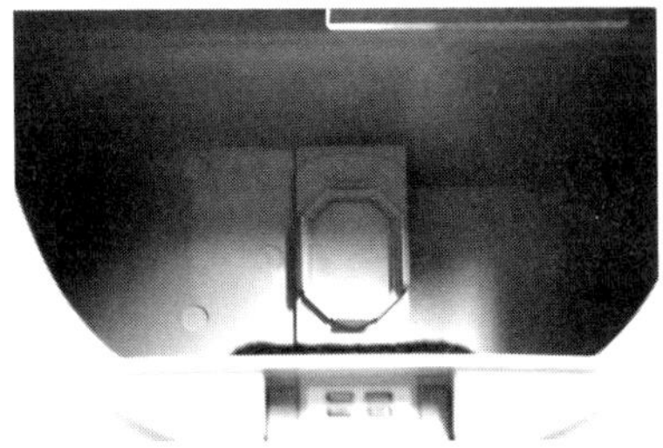

그림 7-16. [A] 치과용 반자동현상기(ring mount식 장치)
[B] ring mount식 사진처리기 내부

6. 사진처리 과정의 실수

1) 너무 밝은 방사선 사진

(1) 저현상
(2) 저온 처리액
(3) 저노출

2) 너무 어두운 방사선 사진

(1) 과현상
(2) 고온 처리액
(3) 과노출

3) 안개상 필름

(1) 부적절한 안전등
(2) 유효기간이 지난 필름
(3) 암실문 주위에 스며든 빛
(4) 충분한 정착 전에 빛의 노출

7. 치근단 필름 촬영시의 실수

1) 촬영시 5대 실책

① 연장 Elongation
- 초보자가 범하는 가장 흔한 실수로 관구의 부적당한 수직각(적은 수직각) 때문에 발생

② 단축 Foreshortening
- 연장의 반대로 너무 큰 수직각으로 인해 발생

③ 수평부분 중첩 Horizontal overlap
- 중심방사선이 접촉점을 통해서 치아 인접면에 평행하지 않은 경우 발생

④ 조사통 가림 Cone cutting
- X선이 필름의 중앙으로 향하지 않아서 발생

⑤ 과도한 구부림 Exessive bending
- 견치부위 촬영시에 가장 빈번히 발생, 구강 내에서 필름을 누를 때 손가락에 힘을 너무 주어서 발생

2) 기타 실책

① 뒤로 찍힌 필름 Reversed film
- 필름의 뒷면이 X선 관구쪽으로 잘못 놓여서 촬영된 경우

② 흐릿한 상 Blurred image
- 촬영동안 관구가 전·후방으로 움직이거나, 필름이 미끄러질 때, 환자의 두부가 움직인 경우

③ 이중 노출 Double exposure
- 촬영한 필름을 구강 내에서 다시 촬영한 경우

④ 중첩된 상 Superimposed image
- 국소의치나 총의치를 빼지 않고 촬영 한 경우

⑤ 타액의 유입 Saliva leak
- 과도하게 필름을 구부리면 모서리 봉합이 벌어지면서 타액 유입, 그 결과 검은 종이가 묻어서 현상과정 중 탈락하게 되면 부분적으로 희게 보임

⑥ 부적당한 필름 위치 Incorrect film placement
- 필름의 상연 또는 하연을 교합면에 평행하게 위치시키지 못한 경우 발생

제8장 보존과(Conservative dantistry)

보존과란?

치아경조직 및 치수조직과 이와 관련되어 발생되는 병적조직을 진단, 처치하여 치아기능을 보존하는 치과임상의 한 분야로 진료범위는 다음과 같다.

1) 치아경조직 질환의 진단 및 처치
2) 심미적 요구에 의한 치아수복 및 치아표백
3) 치수 및 치근단 주위조직 질환의 외과적 처치
4) 치근단 병변의 외과적 처치

보존과에서 행하는 술식

1) Endodontic treatment
- Pulp extirpation
- Canal enlargement
- Canal dressing
- Canal filing

2) Amalgam filling
3) Resin filling
4) Gold inlay & onlay
- Pulp protection
- Glass ionomer filling
- Post & Core
- Bleaching
- Endodontic surgery

Ⅰ. Rubber Dam Application

1. 목 적

방습, 격리, 치수오염방지

2. 장 점

(1) 시술부위의 명확한 확보

(2) 건조상태가 쉽게 유지됨으로서 충진재료의 이공학적 성질을 충분히 발휘

① 수복재료가 와동벽에 긴밀하게 접촉하여 적합성, 접착력이 증가됨

② Cement의 강도 저하방지

③ Amalgam의 와동벽 부식용해, 변연누출(Marginal leakage) 및 감염방지

(3) 환자와 술자보호

① 삭제기구 및 사용약제로부터 연조직을 보호

② 기구나 수복물을 삼키는 것을 방지

③ 술자는 환자 구강내에서 있을 수 있는 감염상태로부터 어느 정도 보호된다.

(4) 양질의 치료 가능

① 약제의 성분변화 예방

② 유리치은 가까이 확장된 와동형성에 양호한 접근과 시야제공

(5) 시술시간 단축

① 환자의 구강세척시간을 단축

② 환자와 대화의 단절로 추가시간 이용가능

3. 단 점

(1) 구호흡 환자에게는 Rubber dam 장착이 부적당하다.

(2) Clamp에 의해 조직 등이 손상될 우려가 있고 얇고 약한 외벽의 치아는 파절될 우려가 있다.

(3) 일부 맹출된 제3대구치, 경사진 치아, 원추형 치아, 위치가 나쁜 치아에서는 장착이 어렵다.

4. 준비물

(1) Rubber dam sheet

(2) 5×5inch : 소아용, 6×5inch : 성인용(전치), 6×6inch : 성인용(구치)

(3) Clamp, Clamp forceps, Frame(holder), Punch, Rubber dam napkin etc) Oil, Dental floss, Saliva ejector, Scissors.

5. 장착 순서

(1) Dental floss를 50cm 정도 준비하여 양쪽 검지에 감고 전, 후로 움직여서 해당치아의 접촉점을 통과하여 치간 유두를 향해 밀어 넣음으로써 contact을 check한다.

(2) Rubber dam latex에 punching

(3) Vaseline을 환자의 입술과 Rubber dam hole에 바른다.

(4) Rubber dam forceps을 이용하여 clamp를 장착

(5) Latex를 당겨서 clamp 하방에 위치시킴으로써 완전한 방습이 되도록 한다.

(6) Latex를 당겨서 young frame에 고정

(7) Punching한 최전방 치아에 dental floss로 두번 정도 매듭을 만들어서 rubber dam이 미끄러지는 것을 방지한다.

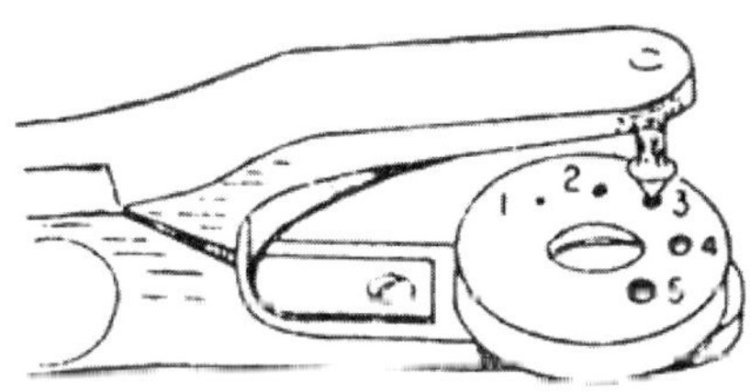

그림 8-1. 치아에 따른 hole의 크기

1. smallest incisors 2. incisors and cuspids

3. cuspids and premolars 4. premolars and molars 5. molars

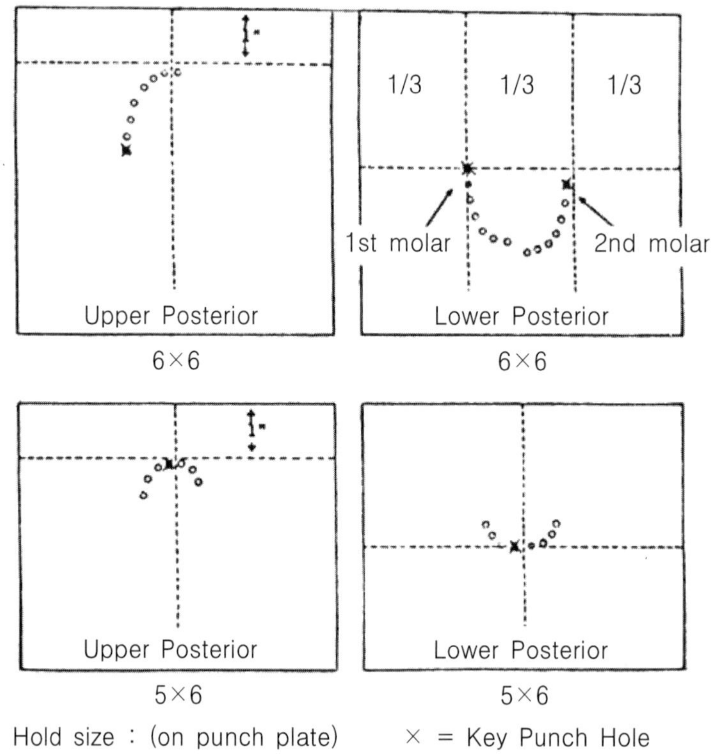

그림 8-2. 부위에 따른 hole의 위치

6. Rubber dam의 제거

(1) Rubber dam에 있는 모든 이물질과 치실을 완전히 제거하고 interproximal rubber를 협측으로 당긴 후 가위로 자른다.

(2) Forceps으로 clamp를 제거한다.

(3) 구강으로부터 Rubber dam과 Frame을 들어올린다.

(4) 치아 사이에 Rubber가 남아 있는지 검사하고 water spray와 evacuator로 닦아내어 혈액순환을 증진시킨다.

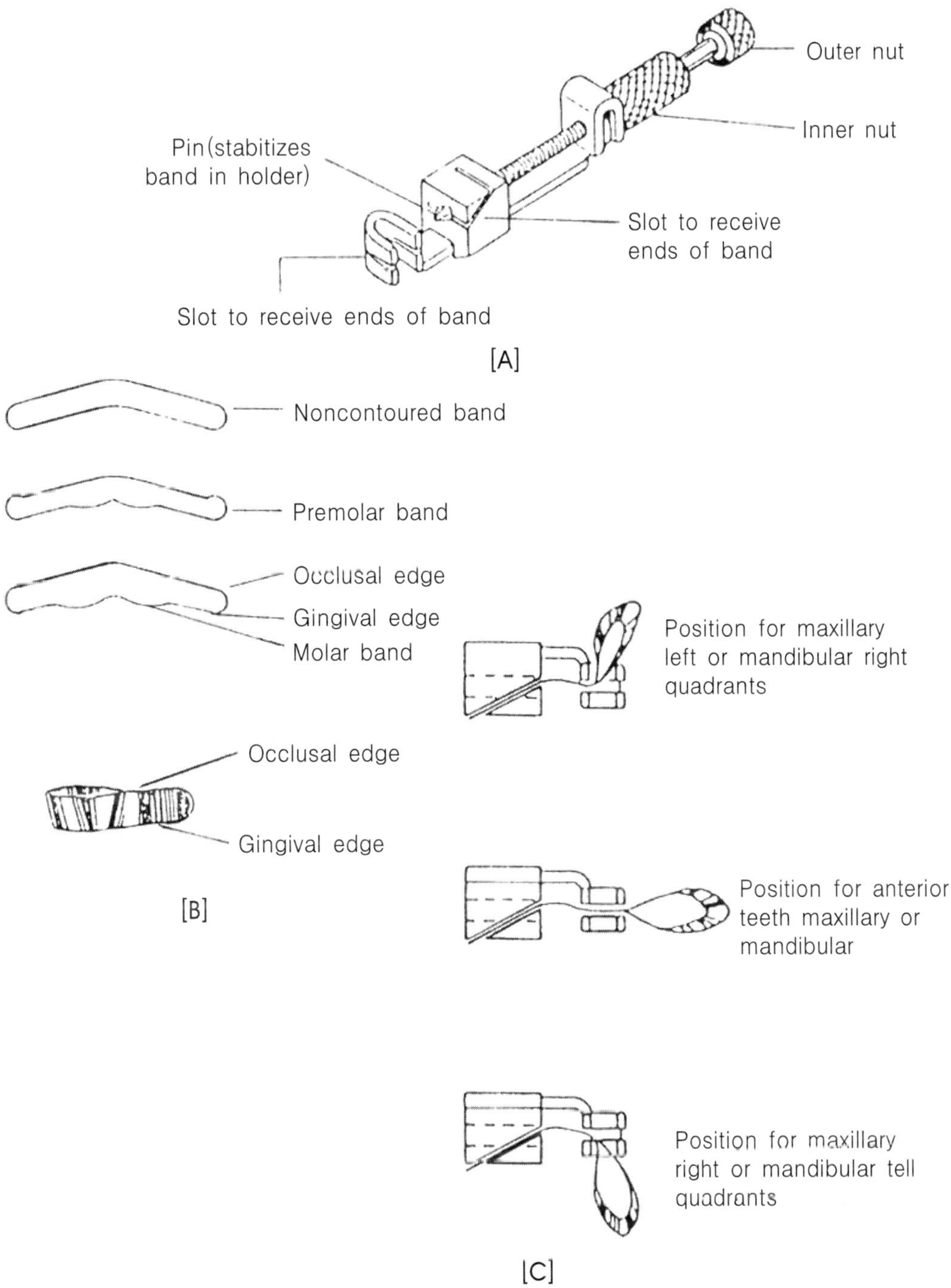

그림 8-3. Tofflemire matrix band and holder

Ⅱ. Matrix band & Retainer

1. 적응증

1) 전치부의 인접와동수복과 구치부 2급 와동 수복시 사용한다.
2) 인접면 와동 형성시 인접치아의 손상을 막기 위해 사용한다.

2. 장 점

1) 수복재료의 압점을 효과적이고 완전하게 한다.
2) 수복물에 의해 이상적인 인접형태를 유지시켜 치아 기능 회복에 도움을 준다.
3) 수복 중 방습효과를 준다.
4) 인접면 삭제시 인접치아를 보호한다.

3. 준비기구

Tofflemire retainer, matrix band, mouth mirror, explorer, ball burnisher, wooden wedge, scissors

4. Retainer의 구분과 명칭

1) Retainer의 구분
- Straight retainer : 협면, 순면에 위치시킬 때 사용
- Contra retainer : 설면쪽에 위치시킬 때 사용

2) Retainer의 부분적인 명칭

5. 장착 순서(Tofflemire retainer)

1) Band 장착치아 선정
2) Matrix band에 형태부여
3) band의 끝을 모아서 occlusal edge가 Retainer의 slot의 벌어진 부위와 반대쪽으로 오게 끼운다.
4) outer nut를 시계방향으로 조여 준다.
5) 치아에 시적 한다.

6) inner nut를 조여서 치아의 형태에 맞도록 조정한다.
7) 치간에 wedge를 삽입한다.

6. Matrix band & Retainer의 제거

1) wedge 제거
2) inner nut를 먼저 풀고 out nut를 푼다.
3) 치아에서 Retainer를 제거한 후 Band를 협설로 움직이면서 천천히 들어낸다.

Ⅲ. Amalgam filling

1. Amalgam 수복과정

1) 와동형성
2) 충전을 위한 와동의 전준비
3) Sedative base를 이장 : varnish나 ZPC base
4) Matrix band와 wedge 삽입
5) 아말감혼합
 ① Amalgammator에서 적당한 시간혼합
 ② capsule에서 혼합물을 제거한 후 pestle을 제거하고 squeez cloth나 dappen dish에 담는다. 잉여수은은 짜서 제거.
6) 아말감 연화
7) 아말감 충전
 ① carrier에 담아서 술자가 와동에 넣기 좋게 환자의 뺨 근처에서 대기, 술자는 condenser와 carrier를 상호교환하면서 충진
 ② 충전(condensation) 할 때는 순차적으로 하며 특히 잉여수은이 제거될 수 있게 해줌
8) 아말감 조각
9) 교합검사

2. Amalgam의 혼합

(1) 수은과 Alloy계량 : 1 pellet alloy : +1 Hg drop

① 수은병을 수직으로 세워서 떨어뜨려야 됨

② 수은병에는 항상 1 / 2 이상 수은이 차 있도록

(2) Trituration : amalgam alloy와 mercury를 섞어주는 동작을 의미

capsule = slide식, 나사식

pestle = capsule 안에서 amalgam alloy와 Mercury을 섞어주는 작용을 도와줌. 0.2~1g, 여러 형태

① 연화시간 : 10~20초=구상저동 / 복합형
6~10초=구상고동

② 한번에 2개 이상을 혼합하지 말 것

③ 혼합체는 일정시간 혼합한 후 수은을 제거하고 수초간 "Mulling"

④ 적절히 혼합된 mass의 특징

- 광택나는 표면
- 와동 적합성 증가
- mulling이 잘된다.

(3) Mulling : squeezing cloth

(4) Condensation

<목 적>

① 와동벽의 적합성 증가

② 빈 공간을 최소화한다.

③ 과잉수은 제거

- condenser : circular, triangular, oval, crescent한 tip
  tip의 크기 복합형 alloy : 2~3mm 직경, 구상형 alloy : 더 큰 직경

(5) Finishing, Burnishing

24시간 후 Final finishing & polishing

(6) Polishing 충진

① Initial sequence : green stone, finishing bur, abrasive disk
② Final Polishing : Extra fine silex, Thin slurry of tin oxide
※ 건조상태에서 연마시 발열로 인한 수은 증발로 강도 저하

3. Amalgam 충전에 필요한 기구

① Basic setup
② cotton pellet
③ premesured capsules of alloy and mercury
④ dappen disk or amalgam well
⑤ Squeez cloth
⑥ Amalgam carrier
⑦ Amalgam condenser
⑧ Discoid-cleoid carver
⑨ Interproximal carver
⑩ Articulating paper
⑪ Burnisher
⑫ spoon excavator
⑬ Amalgammator
※ Injection, dycal, copalite, matrix Band, wedge.

Ⅳ. Endodontic treatment

1. 근관 치료에 사용되는 기구

(1) 탐사용 기구

smooth broach, endodontic explorer

(2) 적출용 기구

barbed broach

(3) 확대용(형성용)기구

H-file, reamer, ultrasonic 기구

file과 reamer는 규격화되어 있으며 번화가 클수록 굵고 손잡이의 색깔에 의해 구분할 수 있다.

06-분홍, 08-회색, 10-보라색, 15, 45, 90-흰색, 20, 50, 100-노랑, 25, 55, 110-빨강, 30, 60 120-파랑, 35, 70, 130-녹색, 40, 80, 140-검정

2. 근관 치료의 순서

(1) 치수실의 개방(Pulp chamber opening)

fissure bur, round bur, endo Z bur 등을 사용하여 치수강을 개방하고 NaOCl이나 Saline으로 치수강을 세척한다.

(2) 치수의 제거(Pulp extirpation)

smooth broach, endodontic explorer를 이용하여 근관의 입구를 찾고, barbed broach나 file을 이용하여 치수와 잔사를 제거한다.

(3) 근관의 형성(Canal enlargement)

근관에 NaOCl을 채우고 file과 reamer를 이용하여 근관을 확대한다. 근관치료의 실패로 인해 근관 충전물을 제거해야 하는 경우는 gutta percha는 chloroform이나 Xylol 등 용해제를 이용하고 석회화된 근관은 EDTA 등을 사용하여 연화시켜 제거한다.

(4) 근관의 세척과 건조(Canal dressing)

NaOCl, 과산화수소, saline 등으로 세척하고 paper point나 smooth broach에 솜을 가늘게 말아 근관을 건조시킨 후 paper point에 CMCP, FC 등의 근관 소독제를 묻혀 근관에 삽입하고 gutta percha stopping과 ZOE cement로 이중 가봉한다.

(5) 근관 충전(Canal Filling)

gutta percha cone(master cine)을 근관길이에 맞게 삽입한 후 방사선사진을 촬영하여 길이를 확인하고 근관 충전용 cement(sealers-AH26, ZOE, Sealapex)를 혼합하여 reamer를 이용하여 근관벽에 바르고 master cone과 accessory cone으로 충전한다. 측방가압법시 spreader가 수직가압법시 plugger가 사용된다.

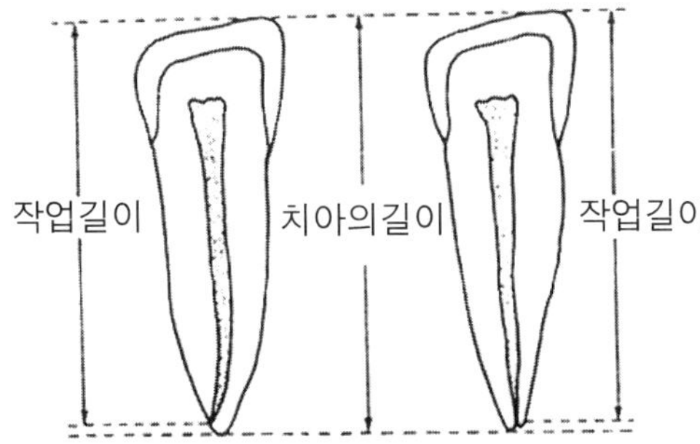

그림 8-4. Working length 측정.
작업길이와 치아의 길이는 일치하지 않는다.

Working length(근관 길이)의 측정

근관에 적절한 크기의 file을 넣고 방사선 사진을 찍는다. 이때 참조점을 전치부는 절단면, 구치부는 고두저에 두어 rubber stop이나 marker로 표시한다. 근관이 두 개가 겹치는 경우인 상악소구치나 하악 대구치의 경우 근심이나 원심으로 각도를 변경하여 겹치지 않도록 하고 file도 종류를 달리하여 구별이 쉽게 한다.

$$\text{실제 근관길이(B)} = \frac{\text{실제 치아에 들어간 기구의 길이(A)} \times \text{X-선상의 치아의 길이(B')}}{\text{X-선상의 기구의 길이(A')}}$$

치아의 길이는 치근단 0.5~1mm 상방까지 측정한다.

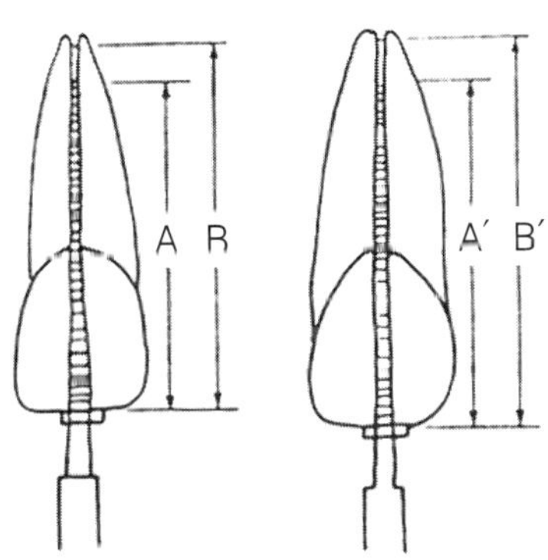

그림 8-5. X-선법에 의한 작업길이의 측정법

A : 실제 치아에 들어간 기구의 길이 B : 실제 작업 길이
A' : X-선상의 기구의 길이 B' : X-선상의 치아의 길이

Ⅴ. Composite Resin

1. 자가중합 resin

(1) 충전대상치아 마취
(2) 충전대상치아 격리
(3) 와동 형성
(4) 건조
(5) 1분간 산 부식
(6) 세척
(7) 건조
(8) celluloid strip
(9) wedge
(10) bonding agent
(11) resin agent
(12) resin paste
(13) polishing

2. 광중합 resin

(1) 충전대상치아 마취
(2) 충전대상치아 격리
(3) 와동 형성
(4) 건조
(5) 1분간 산 부식
(6) 세척
(7) 건조
(8) celluloid strip
(9) wedge
(10) bonding agent 도포 후 광중합
(11) resin paste 도포 후 광중합
(12) polishing
(13) bonding agent 도포 후 광중합

Ⅵ. Glass Ionomer cement

Silicate와 polycarboxylate cement을 합친 것으로 심미적이고 법랑질에 잘 적합되며, 치주자극이 비교적 적어 cervical abrasion을 포함한 5급 와동에서 주로 사용된다. 또한 alloy와 혼합하여 기계적 성질을 개선한 것도 있으며 이는 core나 base, 충전용으로 사용된다. 자가중합형 및 광중합형이 있다.

Ⅶ. Gold Inlay & Onlay

1. 정 의

과다한 치질의 손실로 인한 정상적인 수복의 어려움이 있을 경우, 치질을 보강하여 치근과 치관의 비율을 증가시켜주는 술식

2. Materials

(1) 기성 post

para-post
Dentatus post
각 post용 drill
Zinc Phosphate Cement or Polycarboxylate cement or Glass-ionomer cement

(2) Cast post

Duralay
Impression Materials
Impression tray

(3) Core

상실된 치실을 회복시켜 주는 것으로 Amalgam, Resin, Glass-ionomer 등이 사용된다.

Ⅷ. Bleaching

1. 정 의

어떤 원인에 의해서 변색된 치질에 약제를 사용하여 원래의 색상과 가깝게 회복시켜주는 술식

2. 재 료

(1) Petrollium jelly
(2) Rubber dam set
(3) Superoxal(30% H_2O_2)
(4) Sodium perborate
(5) bleaching light
(6) bleaching instrument

3. 분 류

(1) Nonvital bleaching
(2) Vital bleaching

Ⅸ. Endodontic Surgery

1. 정 의

통상적인 근관치료로 치료가 불가능한 경우에 시행되는 것으로 외과적 방법을 통하여 문제가 되는 병소를 제거하는 술식이다.

2. 분 류

(1) 치근단 절제술(Apicoectomy)
(2) 편측 절단술(Hemisection), Radisection
(3) 관거술(Trephination)
(4) Incision and Drainage

제9장 구강외과(Oral Surgery)

구강외과란 치아, 악골 및 구강의 질병, 손상 및 형태이상을 심미적 측면과 기능적인 측면에서 진단, 치료하는 분야이다.

구강외과에서 다루는 질환은 구강영역의 기형이나 변형증, 외상, 구강점막질환, 치아의 병변에서 기인하는 화농성염증, 악관절증, 악골내외에서 형성되는 낭종 및 종양, 타액선질환, 혈액질환이나 출혈성소인, 구강악안면 영역에 증상이 나타나는 증후군 등 다수가 있다.

구강외과 치료영역

1) Extraction(발치)
2) Incision(절개) & Drainage(배농)
3) Alveoloplasty(치조골 성형술)
4) Cyst Enucleation(낭종 적출술)
5) Tumor Resection(종양절제술)
6) Treatment of injuries(외상치료)
7) Implant(인공치아 매식술)
8) Reconstuction(재건술)
9) Temporomandibular joint surgery(악관절수술) 등

Ⅰ. 발 치

1. 단순발치(Simple extraction)

1) 과정

(1) X-ray taking(필요에 따라)
(2) 구강내 세정(필요에 따라 scaling)

(3) 수술부위의 소독
(4) 국소마취(local anesthesia)
(5) 치주인대의 절단(peritomy)
(6) 대상치아의 탈구 및 발거
(7) 발치와 또는 치주병소의 소파
(8) 지혈(gauze packing)
(9) 주의사항 전달

2) 사용기구 및 재료

(1) 기본기구–mouth mirror, explorer, cotton plier, scaler
(2) 마취용 기재–dental syringe, disposable needle, anesthetic cartridge(2% lidocaine)
(3) 외과용 칼날 & 손잡이–scalpel(No12.) & scalpel holder(handle)
(4) 발치기자(elevator)–straight, curved, root picker
(5) 발치겸자–forceps
(6) 외과용 curette
(7) 소독제
(8) cotton pellet, gauze(멸균처리된)

2. 난발치(Complicated extraction)

1) 수술과정

(1) X–ray taking
(2) 구강내 세정(필요에 따라 scaling)
(3) 수술부위의 소독
(4) 국소마취(local anesthesia)
(5) 점막 및 골막 절개, 치주인대 견인(incision & flap retraction)
(6) 골제거 및 치아 분리(bone reduction & tooth separation)
(7) 대상치아의 탈구 및 발거
(8) 발치창내의 병소 소파(curettage)
(9) 발치창내의 세정(irrigation)

(10) 봉합(suture)
(11) 요양방법 지도
(12) Recall check–dressing 실시
(13) 봉합사 제거(stitch out)–5~7일 후

2) 사용기구 및 재료

(1) 기본기구–mouth mirror, explorer, cotton plier, scaler
(2) 마취용 기재–dental syringe, disposable needle, anesthetic cartridge(2% lidocaine)
(3) 외과용 칼날 및 손잡이(scalpel & scalpel holder)–No.11(직선형), No.12 (만곡형), No.15(원형)
(4) tissue plier(tissue forceps)
(5) 골막기자(periosteal elevator)
(6) 골제거 및 평활기구–surgical mallet & chisel, handpiece & surgical bur, bone rongeur, bone file
(7) 탈구 및 발거기구–elevator(straight, curved, root picker) forceps
(8) surgical curette
(9) 세척용 기재–irrigation syringe, saline, suction tip
(10) 지혈겸자(hemostat)
(11) 소독용 면구, 거즈(cotton pellet, gauze)
(12) 봉합기재–suture needle, suture silk, needle holder, suture scissors, skin hook
(13) towel clamp

Extraction forceps

1) 상 악

① 전치, 견치 : standard 1

② 소구치 : No.150 상악 소구치 발치를 위한 것이나 전치의 발거에도 사용될 수 있다.

③ 상악 제1, 제2대구치

우측 - No.18R, No.88R, No.53R

좌측 - No.18L, No.88L

상악의 제1, 제2대구치는 보통 Root가 협측에 2개, 설측에 1개가 있으므로 forceps의 tip이 Root를 잡기 좋도록 고안되어 있으므로 좌우측의 구별이 되어 있다.

④ 상악 제3대구치 : No.210, 상악 제2대구치는 Root가 보통 한 개이고 작다.

⑤ Root forceps : F65, F300

부서지거나 부러져서 깊숙이 박힌 Root를 제거하기 좋도록 tip이 길고 뾰족하다.

2) 하 악

① 전치 및 소구치 : No.151

② 제1, 제2대구치 : No15, No.16

하악의 제1, 제2대구치는 보통 Root가 근심에 1개, 원심에 1개가 있다. Forceps의 뾰족한 부분이 협설측의 치근 분지부를 단단히 파지할 수 있도록 고안되어 있다.

③ 제3대구치 : No.222

④ Root forceps : F301

3) 상하악치아 겸용

① 전치 : F62, F101

② Root forceps : F69

4) 유 치

유치 발거를 위한 Forceps은 영구치 발거용 Forceps과 유사하지만 크기가 작다.

① 상악 전치, 소구치 : F150S

② 상악 대구치 : F39

③ 하악 전치, 소구치 : F151S

④ 하악 대구치 : F16S, F40

3) 발치 후 주의사항

(1) 입에 문 솜이나 거즈는 2시간 이상 물고 있도록 한다.
(2) 침이나 피는 자주 뱉지 않도록 한다.
(3) 손상이 심한 경우 2일간 냉찜질(cold pack)을 하도록 한다.
(4) 음식은 유동식이나 연식을 하도록 한다(1일간).
(5) 잇솔질은 금하도록 하고, 식염수로 가벼운 양치만 하도록 하여 치유를 촉진시킨다(보통발치-1일간, 난발치-2~3일간).
(6) 심한운동, 목욕, 알코올섭취 등을 삼가도록 한다.
(7) 액체섭취를 권장하되 빨대사용은 금하도록 한다.
(8) 약은 지시대로 복용하도록 한다.
(9) 아동은 마취상태에서 입술, 혀 등을 깨물지 않도록 주의시킨다.
(10) 심한 통증이나 지속적인 출혈이 있을 때는 다시 내원토록 한다.
(11) 다음날 내원하여 상처부위를 소독, 검사하도록 한다.

4) 발치 후의 중요한 합병증

(1) 발치 후 출혈(continuous bleeding)

발치 후 몇 시간이 지나도록 지혈이 되지 않거나 일단 지혈되었다가 다시 출혈이 일어나는 경우 지혈처치와 동시에 즉시 원인을 찾아내어야 한다. 발치 후 출혈의 원인은 발치조작시의 실수, 환자의 발치 후 관리 잘못 등의 국소적 원인과 선천성 출혈성 소인, 혈액질환, 간, 신장질환, 알러지, 약물사용 등에 의하여 발생하는 2차적 출혈경향이 있다.

처치는 혈관손상이 있으면 혈관결찰이나 전기응고지혈을 하고, 발치창의 압박과 봉합, 국소지혈처치와 동시에 출혈의 원인을 규명하여 보충요법을 실시한다.

(2) 감염(infection)

발치시의 자극에 의해 기존염증이 재현되거나 발치 후의 2차 감염에 의해 발치창의 염증이 주위로 확대되는 경우로서 하악 지치 발치에서 특히 주의를 요하며, 발치 후 12시간 이상 경과한 후에 박동성 통증이 나타나고 2일째 후에도 종창이 확대되면 발치 후 감염의 가능성이 있으므로 즉시 항생물질요법을 개시하고 경과를 관찰한다.

(3) 건성(dry socket)

발치 후에 혈병(blood clot)의 형성이 현저하게 부족하거나, 형성되더라도 1~3일 이내에 탈락되어 치조골이 노출됨으로서 심한 접촉 등을 수반하는 발치창의 치유장애로서 하악구치 발치 후에 많이 발생한다. 처치는 따뜻한 생리식염수로 발치창내를 세척하고 창내에 진통과 소독작용이 있는 paste를 삽입하고 또 그 위를 surgical pack으로 덮으면 효과적이다.

Ⅱ. 절개 및 배농(Incision & Drainage of Abscess)

1. 수술과정

1) 수술부위의 소독
2) 국소마취
3) 절개
4) 배농
5) 농양강내의 괴사조직 제거 및 세정
6) drain 삽입
7) 절개부위의 보호−gauze 대고 고정(구강 외 절개인 경우)

※ 절개시 주사침으로 농즙을 흡인하여 검사를 위한 표본으로 이용할 수 있다.

2. 기구 및 재료

1) 기본기구−mouth mirror, explorer, cotton plier
2) 소독용 면구, 거즈(cotton pellet, gauze)
3) 마취기구−dental syringe, disposable needle, anesthetic cartridge(2% lidocaine)
4) 절개기구−scalpel & scalpel holder
5) 견인기구−tissue retractor
6) 세척용 기구−irrigation syringe, suction tip, saline
7) curette
8) 지혈겸자(hemostat)
9) drain
10) 반창고, 유지(구강외 절개시 필요)

Ⅲ. 치조골 성형술(alveoloplasty)/치조골 절제술(alveolectomy)

1. 수술과정

1) 수술부위의 소독
2) 국소마취
3) 점막의 절개(incision)
4) 점막골막판 형성(flap 형성)
5) 날카로운 곳의 골삭제
6) 세정에 의한 골삭제편 제거
7) 봉합

2. 기구 및 재료

1) 기본기구 - mouth mirror, explorer, cotton plier
2) 소독용 면구, 거즈(cotton pellet, gauze)
3) 세척용기구 - irrigation syringe, suction tip, saline
4) 마취기구 - dental syringe, disposable needle, anesthetic cartridge(2% lidocaine)
5) 절개기구 - scalpel & scalpel holder
6) 견인기구 - tissue retractor
7) 골제거 및 견인기구 - surgical mallet & chisel, bone rongeur & bone file, handpiece & surgical bur
8) 봉합기구 - suture needle, suture silk, needle holder, suture scissors, tissue forceps

Ⅳ. 낭종 적출술(Cyst enucleation)

1. 수술과정

1) 수술부위의 소독
2) 국소마취

3) 점막절개
4) 점막박리
5) 골삭제
6) 낭종박리, 적출
7) 낭종강내 세정
8) 봉합(cavity가 큰 경우 drain 삽입 후 봉합)

2. 사용기구

1) 기본기구 - mouth mirror, explorer, cotton plier
2) 소독용 면구, 거즈(cotton pellet, gauze)
3) 마취기구 - dental syringe, disposable needle, anesthetic cartridge (2% lidocaine)
4) 절개기구 - scalpel & scalpel holder
5) 견인기구 - periosteal elevator, tissue retractor, tissue forcep, skin hook
6) 골제거 및 적출기구 - bone rongeur, handpieces, bur, curette
7) 세정기구 - irrigation syringe, suction tip, saline solution
8) 봉합기구 - suture needle, suture silk, needle holder, suture scissors

V. 골절(Bone fracture)

1. 치료과정

1) 전신증상에 대한 처치

(1) 호흡관리 - 기도확보
(2) 순환계의 관리 - shock 처치
(3) 두부, 중추신경, 흉부, 복부 등의 손상 관찰

2) 국소증사에 대한 처치

(1) 지혈처치
(2) 창상부위의 세정, 소독
(3) 골절부위 및 치아, 분쇄골편, 골평활

(5) 치아, 치조골 위치 정복(도수정복)
(6) 점막봉합

3) 골절에 대한 처치

(1) 정복(reduction) - 골을 적합한 관계에 위치시켜 상하 치열궁의 교합상태 유도
(2) 고정(fixation)
① 약간고정 : wire, arch bar, splint를 치아에 결합하여 elastic band, wire로 결찰
② 약간고정으로 불충분시 개방정복시술 시행 : wire, metal plate, pin을 이용하여 파절된 골을 고정. 고정기간 - 4~6주

2. 기재

1) 기본기구 - mouth mirror, explorer, cotton plier
2) 마취기구 - dental syringe, disposable needle, anesthetic cartridge(2% lidocaine)
3) 소독용 면구 및 소독액(povidone, iodone 등)
4) 절개기구 - scalpel retractor, tissue forceps.
5) 견인기구 - tissue retractor, tissue forceps.
6) 골제거 및 평활기구 - bone rongeur, bone file
7) hemostat, curette
8) 고정기구 - wire(해당 치열의 3~4배 길이)
hand pusher, wire cutter, 즉시 중합 resin

Ⅵ. 치아의 재식술(Replantation)

1. 과 정

1) 탈구치는 생리적 식염수로 씻어 습윤 상태로 보관한다.
2) 치조와 세정, 검사 - 치조골편, 연조직 손상을 검사
3) 발수, 근관충전
4) 재식 - 탈구치아를 치조와에 재식
5) 고정

2. 기 재

1) 기본기구 – mouth mirror, explorer, cotton plier
2) 마취기구 – dental syringe, disposable needle, anesthetic cartridge(2% lido-caine)
3) 세정기구 – irrigation syringe, suction tip, saline
4) elevator, curette
5) 근관치료기구 – reamer, file, broach, 근관소독제
6) 근관충전용기구 – 근관충전기, gutta percha point, Z.O.E cement, mixing slab, cement spatula
7) 고정기구 – wire, band pusher, wire cutter
8) 항생제

Ⅶ. 치아매식술(Implantation)

1. 과정(1차 수술 – 2차 수술 – 보철)

1) 1차 수술(인공치근 매식)

(1) 수술부위 소독
(2) 국소마취
(3) 점막절개
(4) 골천공 및 count sink 형성
(5) tap 형성
(6) fixture(인공치근) 매식 – cover screw 장착
(7) 봉합폐쇄

2) 2차 수술(3~6개월 후 인공치근을 노출시켜 상부 구조체와 연결하기 위한 abutment 결합)

(1) 수술부위 소독
(2) 국소마취
(3) 점막절개

(4) 점막박리－fixture 노출
(5) cover screw 제거
(6) abutment 연결
(7) 봉합폐쇄
(8) healing cap 장착
(9) 치은보호－coe pack 사용

2. 기 재

1) 1차 수술

(1) 마취기구 : dental syringe, disposable needle anesthetic cartridge(2% lidocaine)
(2) 점막절개 및 견인 : scalpel, scalpel holder, tissue retractor
(3) 골천공기구 : drill류, handpiece
(4) fixture, cover screw
(5) fixture mount : fixture를 handpiece로 잡기 위한 기구, fixture와 fixture mount를 연결시키기 위한 screw, cover screw insert(cover screw를 handpiece에 끼우는 기구)
(6) screw driver 및 open end wrench
(7) pincette : titanium용
(8) 봉합기구 : suture needle, suture silk, needle holder, suture scissors

2) 2차 수술

(1) 기본기구 : mouth mirror, explorer, cotton plier
(2) 마취기구 : dental syringe, disposable needle, anesthetic cartridge(2% lidocaine)
(3) 절개기구 : scalpel, scalpel holder
(4) 견인기구 : tissue retractor
(5) abutment cylinder screw 및 screw driver
(6) screw mill
(7) abutment gauge, abutment clamp
(8) 봉합기구 : suture needle, suture silk, needle holder, coe pack suture scissors

Ⅷ. 봉합 및 봉합사 제거(Suture & Removal of sutures)

1. 봉합방법

1) Interrupted suture－단순발치시나 구강내에서 가장 많이 사용하는 방법
2) Mattress suture－구개파열 등 유지가 좋고 이중으로 필요할 때 많이 사용
3) Continuous suture－치조골 성형술 후 상악 등 안전한 곳에 시행
4) Continuous blanket suture－하악 등의 치조성형이나 낭종절제시 좀 더 견고히 봉합 할 수 있는 방법

2. 기 재

1) suture needle
2) suture silk(3－0, 4－0)－absorbable(catgut), non－absorbable
3) needle holder
4) suture scissors
5) suture plier

3. 봉합사 제거(removal of sutures)

1) 핀셋으로 봉합사를 들어올려 가위의 부리를 봉합사 아래로 넣는다.
2) 가능한 한 조직에 근접한 부위에서 봉합사를 절단한다.
3) 봉합의 매듭을 잡고 조직으로부터 봉합사를 당겨 발거한다.
4) 봉합사 수를 확인하고 부위를 검사한다.

제10장 보철과(Prosthodontics)

Ⅰ. 보철학이란

1. 치과보철의 분류

1) 고정성 보철(Fixed prosthesis)

치질이 손상되었거나 결손 된 치아를 회복해주는 보철물로 환자 자신이 제거할 수 없는 장치물.

2) 가철성 보철(Removable prosthesis)

환자 자신이 장착 제거할 수 있는 보철물.

(1) 국소의치(Removable partial denture)

다수의 치아가 결손 되었을 때 치아와 주위조직을 회복시켜 주는 장치물.

고전적인 clasp type의 국소의치에서 각종 attachment를 이용한 RPD, double crown retained RPD와 flexible Valplast 등 심미적인 clasp RPD를 선호하는 추세다.

(2) 총의치(Complete denture, Full denture)

치아가 전부 결손 된 무치악에 치아와 주위조직을 회복시켜 주는 장치물.

유지력을 증상시키기 위해 임프란트를 이용하여 bar type, magnetic, double crown을 이용한 over denture가 기존의 고전적인 총의치의 단점을 보완해 가고 있다.

3) 악안면 보철(Maxillofacial Prosthesis)

질병이나 외상, 외과적 처치, 혹은 선천적으로 결손 된 구강악 계통과 그 연관조직을 회복시켜 주는 장치물.

4) 임플란트 보철(Implant Prosthesis)

implant body에 abutment를 결합하여 자연치처럼 crown을 cement로 접착하는 cement type과 screw type으로 크게 나누는데 screw type은 기공과정이 복잡하고 비심미적이지만 상부구조를 수리하기 쉽고 대합치간의 clearance가 긴밀할 때도 유용하다. 반면 cement type은 기공과정이 간단하고 심미적이지만 crown제거가 힘들다. 과거에는 Branemark, IMZ, 3i 등 screw type이 주를 이루었지만 현재는 ITI와 같은 cement type을 선호하는 추세이고 같은 회사에서도 두 type을 모두 생산하는 곳이 많다.

2. 고정성 보철의 분류

1) Full veneer crown(전부 피개관)

(1) full cast crown(진부 주조관)

메탈관, 금관

(2) Jacket crown

resin이나 porcelain으로 제작한 관으로 현재는 사용빈도가 낮음

(3) all ceramic crown(진부 도재관)

현재는 Jacket crown 대신 많이 사용하는데 상품명으로 in-ceram crown, em-press crown 등이 있음

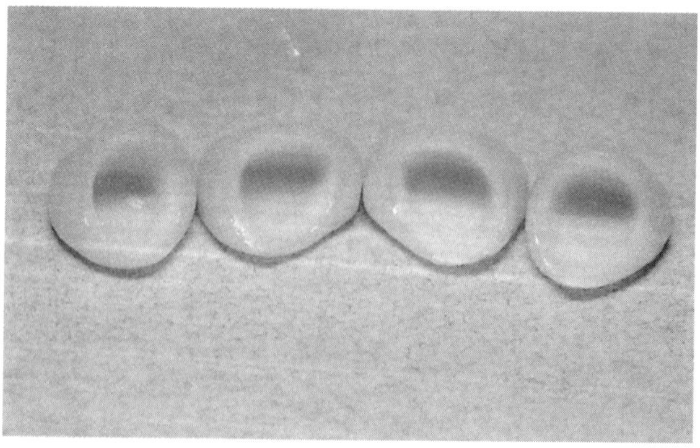

그림 10-1. empress2 all ceramic crown

(4) veneer crown(전장주조관)

주조관에 resin 이나 도재를 입혀 심미적으로 자연 치아와 유사한 색조를 띄게 제작한 보철물을 말한다.

① 전장 재료에 따른 종류

- 레진전장 주조관 – 일반 자연지 crown에는 마모나 변색이 심해 잘 사용치 않으나 이중관의 외관제작에 주로 사용한다.
- 도재전장 주조관(도재소부주조관) – 흔히 임상에서 porcelain crown 이라고 함

② Coping의 재료 따른 종류

- P.F.M – porcelain fused to metal(metal ceramic crown)
- P.F.G – porcelain fused to gold(gold ceramic crown)

③ collar design에 따른 분류

- standard – 일반직인 P.F.M
- disapear – metal collar를 얇게 하여 금속이 잘 보이지 않도록 한 것
- collarless metal ceramic crown(도재 전연 외장관) – 순측 변연부의 dark line이 나타나지 않도록 순측 치경변연부를 도재로만 제작한 것.

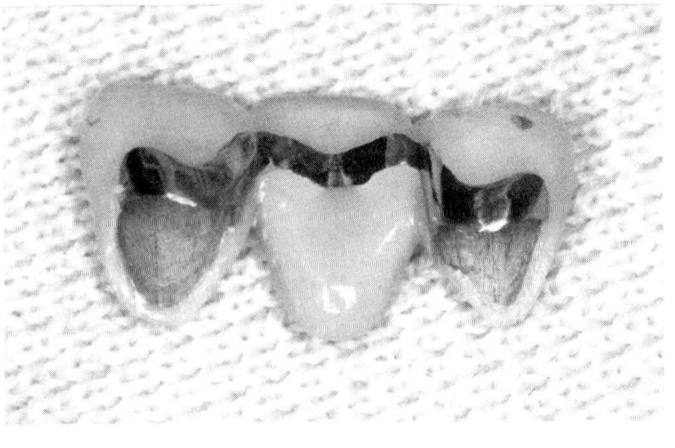

그림 10-2. collarless metal crown은 순측이 변연이 coramic으로 이루이져 있다.

2) Partial veneer crown(부분 피개 금관)

부분 피개 금관은 순면이나 협면을 삭제하지 않는다는 의미에서 치질을 보존하고 전부금속관에 비하여 더 심미적인 장점이 있지만 유지력을 얻기 위한 groove나 box 형성 등 지대치 형성이 까다롭고 finish line가 길어 2차 우식증이 발생하기 쉬워 현재는 사용빈도가 낮음

(1) 3/4 crown
(2) proximal half crown(7/8 crown)
(3) reverse 3/4 crown
(4) pin ledge crown

3) 기 타

(1) Post crown

crown에 post가 달려 있도록 crown과 post를 one piece로 주조하는 데 현재는 거의 사용하지 않음.

(2) Post & core crown

screw type post나 serrated post 등 기성품 post를 근관내에 삽입해서 그 위에 resin이나 아말감 등으로 core를 축조(chair side에서 제작)를 구강내에서 직접 형성하는 one visit technique이다.

(3) Cast post & core crown

근관내에 hole을 형성하고 인상을 채득하여 만든 석고모형상에서 custom dowel core를 주조하여 구강내에서 치관내에 레진 시멘트 등으로 접착한 후 다시 인상을 채득하여 그 위에 crown 을 제작하는 간접법이고 two visit technique이다.

직간접법의 post 시술키트의 대표적인 상품명 parapost system이 있다.

(4) porcelain Laminate veneer(PLV)

변색치, diastema 등에 사용, 전치부의 순면만 0.5~0.7mm만 삭제한 후 ceramic shell를 만들어 레진시멘트로 접착하는 술식.

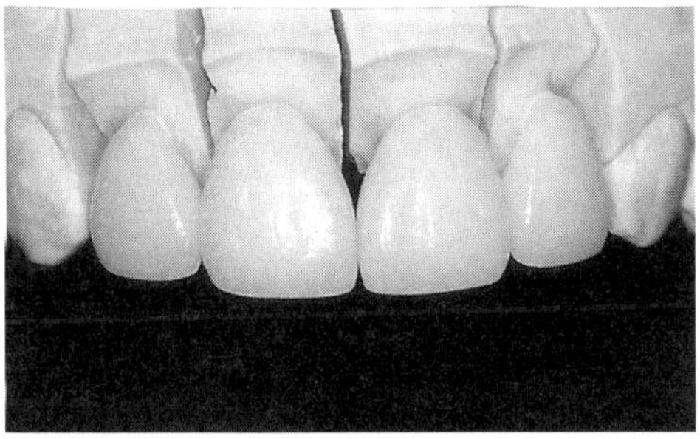
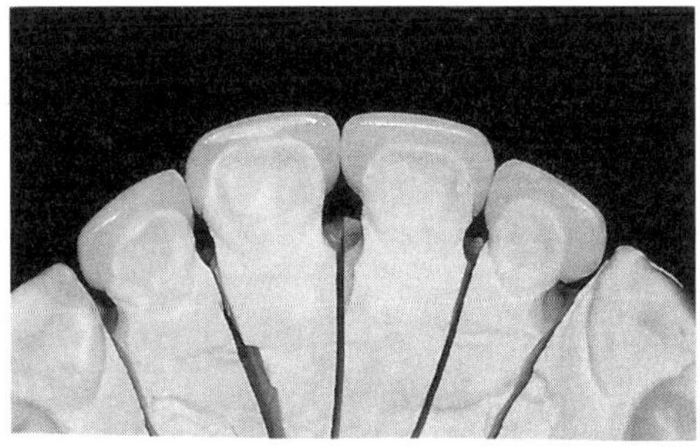

그림 10-3. 완성된 Empress PLV의 순면(좌)과 설면(우)

(5) maryland bridge(adhesion bridge)

지대치를 거의 삭세하지 않고 under cut 상방을 이용하여 resin cement으로 접착하지만 약간의 탈락할 우려가 있어 정확한 적응증에 이용해야한다.

Ⅱ. Crown and Bridge

1. 1차 내원 시

1) 임상과정

(1) 병력 조사 및 임상검사 - 문진, 시진, 촉진, 청진, 방사선 검사, 모형검사.
(2) 치료 계획 수립(treatment plan) - 치질의 파괴상태, 심미성 요구, 구강위생 능력, 치료과정 설명, 치료의 종류 및 치료비, 지대치 평가.
(3) 전 처치 - 구강외과, 보존, 교정, 치주, 교합 처치 등 보철을 위한 치료

2) 기공과정

(1) 진단모형(study model, or study cast)을 기성트레이(stock tray)에 알지네이트를 담아 인상을 채득하여 석고를 부어 제작함.
(2) 개인 트레이(custom tray or individual tray)제작 하는데 특별한 경우가 아니면 Cr & bridge에서는 생략함.

2. 2차 내원 시

1) 임상과정

(1) 도재관일 경우는 색조 선택(shade selection)

탁한 정도를 shade guide를 사용하여 명도 채도를 결정(예. 상품명 ; Vita shade guide). 시감 비색법은 임상에서 주로 사용하는 방법으로 환자의 치아의 밝고 어두운 정도, 맑고 탁한 정도를 결정한다. shade guide는 A군 ; 갈색, B군 ; 황색 C군 ; 회색, D군 ; 적회색 group으로 나누어져 A1, A2, B1, B2 등으로 되어 있다. 주위 조명이나 색이 많은 영향을 미치므로 자연광 하에서 lipstick을 지우고 치아가 약간 젖은 상태로 비교하되 술자와 보조자가 함께 참여해야 객관적인 색조를 선택할 수 있다. 다른 방법은 측색기기를 이용하는 방법이 있으나 많이 사용하지 않음

(2) 마취(anesthesia)

전달 마취(block) 또는 침윤 마취(infiltration)

(3) 지대축조(Post core 형성)

치위생사는 post system kit, resin cement, core 재료, paper point, low speed angle, Lentrospiral bur, copper band또는 matrix & band, 근관충전후의 방사선 사진 등을 준비한다. 치질이 많이 손상된 경우 chair side에서 screw post or serrated post 및 pin, 각종 cement와 core 재료(amalgam, G-I, composite resin, compomer 등)로 형성하여 결손 된 치관형태를 만들어 유지력 보강과 보철물의 균일한 두께유지를 위한 과정이다. cast post & core시술 시는 인상 후 post & core를 제작한 다음 canal내에 접착한 후 지대치 삭제를 시작한다.

(4) 지대치 형성(삭제)

abutment tooth reduction이라고 해야 하지만 보통 임상에서 preparation(준비)이라 한다. 보철물의 종류에 따라 0.5mm~2mm까지 삭제한다. 치위생사는 혀와 cheek을 견인하여 술자의 시야를 확보해주며 suction을 한다. 이때 최대한 술자를 건드리지 않도록 주의한다.

(5) 깊이에 따른 치경부 변연

치관의 길이, 유지력, 치은과 치주의 건강도, 심미적인 이유로 Cervical finishing line의 설정을 다음 3가지로 나눌 수 있다.

① supragingival margin은 치관이 충분히 길고 심미적인 문제가 없을시 변연의 정확성과 치주건강을 위해 치은연상에 finish line을 설정한다.

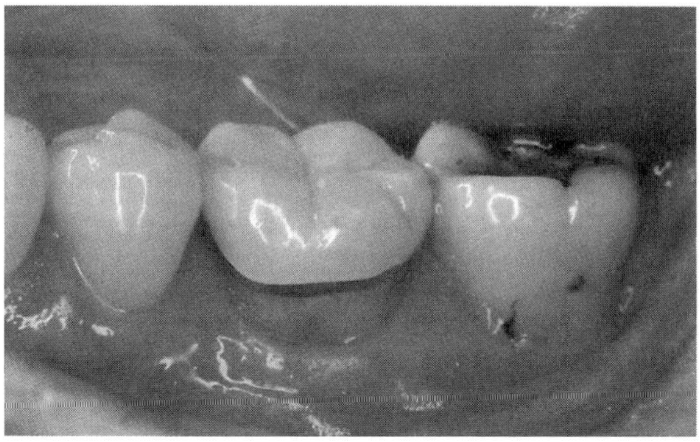

그림 10-4. 치은연상 margin은 치질삭제도 적고 치은건강에도 좋다.

② equigingival margin은 gingival crest 높이에 변연을 설정한다.

③ subgingival margin은 치은연하 약 0.5mm 하방에 둔다.

(6) 치아 삭제용 기구

① handpiece

- high speed air turbine handpiece : 대부분의 치아 삭제를 하는 기구로 구강내에서 30만~50만 r.p.m으로 고속 회전하므로 mouth mirror나 suction tip으로 건드려서는 위험하므로 주의한다.
- low speed engine driven handpiece : 보철치료 시 세밀한 부위나 끝마무리 시 저속bur를 사용하는 데 저속이지만 열발생을 줄이기 위해 3way syringe나 생리식염수를 담은 주사기로 주수해야 한다. 1,000~30,000r.p.m으로 사용한다.

② bur

다양한 종류의 bur 가 있지만 보철치료 시는 대부분 diamond bur를 주로 사용한다. bur형태가 많은데 치위생사는 술자가 자주 사용하는 bur 명칭이나 형태를 숙지해야한다. 대략 살펴보면 인접면 삭제시는 인접치의 손상을 줄이기 위해 바늘모양의 가는 다이아몬드 포인트 bur를 사용하고 교합면은 짧고 굵은 실린더 타입의 버나 휠 다이몬드 bur를 사용한다. 순, 협면이나 설면은 보철물의 종류에 적합한 치경부변연을 형성하기 위해 그에 맞는 버를 선택한다. shoulder 변연은 끝이 편평한(flat) 실린더형이나 taper형의 버, chamfer 변연은 끝이 둥근 형태의 taper형의 버를 사용한다. 시술 순서에 따라 bur를 선택하여 핸드피스에 끼워줄 수 있는 치위생사가 되어야 한다.

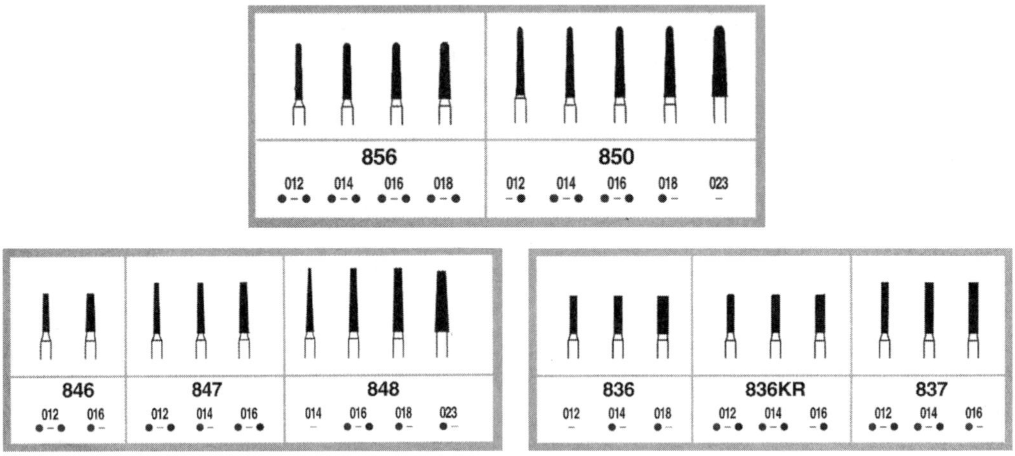

그림 10-5. 변연의 형태에 따라 선택되어지는 bur

(7) 치은 압배(gingival retraction)

① 정의

유리치은이나 치은열구 상피를 보호하고 치은열구 내로 인상재가 들어가 치경부 변연을 명확하게 인상을 채득하기 위해 치은 열구내로 치은 압배사(gingival cord, retraction cord, gingipack, gingi cord)를 열구내로 넣어 일시적으로 치은을 퇴축시키고 열구를 확장하는 것.

· 치은 압배사의 종류

twisted type : 올이 풀려 최근에는 많이 사용하지 않음. gingipack(상품명)

braided type : gingibraid(상품명)

knitted type : 올이 풀어지지 않고 진지팩커에 따라 올라오지 않아 최근 많이 사용, ultrapack(상품명)

black silk : 열구가 좁고 낮은 하악 전치부나 상악 측절치에서 2-0나 3-0정도의 봉합사를 보스민 등 지혈제에 담가 압배사로 사용하면 유용하다.

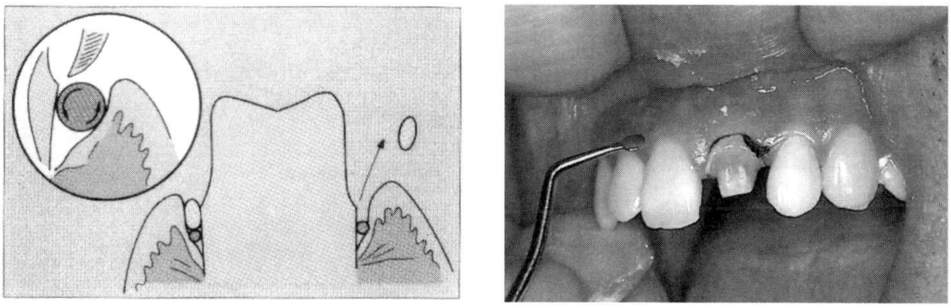

그림 10-6. #0정도의 가는 1차 압배사를 열구내 완전히 넣고 열구입구에 #2번 2차압배사를 넣은 다음 인상 직후 1차 cord는 남겨 두고 2차 cord는 제거하고 인상을 채득한다.

· 압배사의 굵기

수치가 작은 것일수록 가늘어 Ultra thin(#0), thin(#1), medium(#2), thick (#3) 순서로 점점 굵어진다.

· 수렴제(혈관수축제) 종류

epinephrine은 고혈압 환자나 pacemaker를 장착한 환자에는 사용을 금해야 하고 ferric sulfate는 지혈효과가 양호하며 혈액과 반응하여 검게 변하는 성질이 있다.

② 방법

gingival cord를 치경부보다 약간 길게 자른 후 packer나 explorer를 이용하여 한쪽 끝을 인접면에서부터 gingival cord를 삽입하여 제거가 쉽도록 다른쪽 끝은 2~3mm 남겨둔다. 이때 치은열구가 손상을 입지 않도록 치면 쪽으로 밀어 넣는다. 삽입된 cord는 보통 5분 후에 제거한 다음 인상을 채득한다.

열구가 깊거나 cord제거 시 출혈을 예방하기 위해 가는 1차 cord는 완전히 삽입하고 굵은 2차 cord는 열구 입구에 삽입하여 1차 cord만 제거하고 인상을 채득하는데 이 방법을 double cord technique이라 한다.

(6) 인상 채득(Impression taking)

① 인상재(impression material)

· alginate

많이 사용하는 상품명 – alginoplast, aromafine, blend-A print, palgaflex 등이 있는데 취급하기 쉬워 연구모형, 대합치 등 제일 많이 사용하는 인상재이다.

alginate 연화 방법은 tray 크기에 맞게 rubber bowl에 powder를 담고 제조사가 지시한 비율로 물을 넣고 둥근 만곡이 있는 spatular를 palm grasp로 쥐고 rubber bowl 내면을 8자 모양으로 힘차게 문지르면서 약 1분간 혼합하여 기포가 생기지 않도록 트레이 한쪽에서부터 담는다. 여름과 같이 기온이 높을 시는 물을 냉각시켜 사용해야 working time을 연장할 수 있다.

· rubber 인상재 종류

ⓐ polysulfide rubber

탄성과 유동성이 좋으며 작업시간이 길고 찢어지지 않는 장점이 있지만 경화시간이 길고 냄새가 고약하고 옷에 anedmaus 영구 얼룩이 생긴다. 인상채득 후 석고를 즉시 부어야한다. 현재는 총의치에서 주로 사용한다. light body, regular body, heavy body 가 있다. 상품명 : Permlastic

ⓑ 축중합 형(condensation silicone)

polysulfide에 비해 소수성이며 냄새가 없으나 변형이 더 많다. 석고주입시 기포가 잘 생긴다.

ⓒ polyether

체적안정성이 고무인상재 중 가장 좋고 친수성이어서 약간의 수분이 있어도 인상을 뜰 수 있지만 경화 후 너무 딱딱해 인상체 제거가 힘들어 석고 모형의 지대치가 쉽게 파절되는 단점이 있다. 임플란트 인상이나 pick up 인상채득 시 주로 이용한다. 상품명 : Ipregum F

ⓓ 부가중합형(addition silicone-poly vinylsiloxane)

crown & bridge에서가장 많이 사용하는 인상재로 석고를 두번 부어도 되고 상당 기간 경과된 후 부어도 영향이 별로 없지만 소수성경향이 많기 때문에 인상 채득 시 수분이 없는 상태로 인상을 채득해야한다. 점조도가 가장 높은 순서로 putty, heavy body(HV), medium body(MV), light body(LV) 등이 있다. 수소발생으로 인상채득 후 바로 석고를 부으면 기포가 생기므로 30분 후에 석고를 부어야 하지만 최근 제품은 촉매가 첨가되어 기포가 발생하지 않는다. 상품명으로 Aquasil, Exafine, Zerosil, Kettosil, Vinylate-one step(국산), Perfect(국산)이 있다.

rubber 연화 방법은 tube type은 base와 catalyst를 mixing pad 위에 같은 굵기와 길이로 짜서 혼합하고 cartridge type은 auto mix gun에 mixing tube와

intra oral tip을 연결하여 cartridge를 장착하여 방아쇠를 당기면 자동으로 혼합되어 나온다. putty는 같은 양을 spoon으로 떠서 균일하게 손으로 혼합한다.

· **rubber인상채득법**

ⓐ two-step , putty-wash방법

지대치 부위를 거즈나 왁스로 덮어서 wash 인상 시 적절한 두께를 얻을 수 있게 하고 plastic sheet를 덮고 putty로 1차 인상을 채득한다, 2차로 지대치 부위 공간에 light body등으로 채우고 압박을 가하지 않고 채득한다.

ⓑ one-step, putty-wash 방법

perforated metal tray를 사용하는 것이 좋고 putty를 tray에 담고 그 위 light body로 덮고 한 번에 인상을 채득하는 방법으로 쉽고 정확도도 우수하여 많이 사용한다.

ⓒ one-step, heavy-light 방법

최소 24시간 전에 개인 tray를 제작하는 것이 좋다. 지대치주위에 light body를 주입하고 개인 tray에 heavy body를 답아 압력을 가하지 않고 채득한다.

· **agar-alginate 연합 인상**

alginate를 mix하여 tray에 담고 agar는 syringe에 넣어 지대치에 주입한다. alginate는 약간 무르게(물을 보통보다 10% 많게) 연화 하는 것이 좋다. 숙련만 되면 비교적인상이 정확하지만 경화시간이 짧아 다수의 지대치인상에는 부적절하고 석고는 즉시 부어야한다. cartridge형 Agar 상품명 : Cohere 608, Duloid

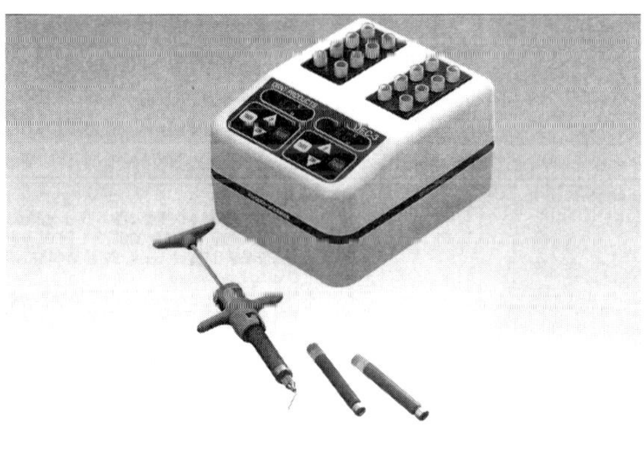

그림 10-7. Agar dry conditioner와 syringe, agar ample

② Impression tray

유치악용 tray는 모양에 따라-망 tray, 유공 tray, rim lock tray로 분류하고 재료에 따라 aluminium tray, s-s tray, plastic tray로 구분한다. 부위에 따라 전악용, 국소용, bite tray가 있다. 치위생사는 인상채득 전 구강보다 약 5mm 정도 큰 트레이를 선택하여 준비하도록 한다.

인상재를 담은 트레이를 구강내에 넣을 때 후방부위부터 눌러 전방이 들어가도록 하고 제거시는 인상재와 점막사이에 공기를 주입하며 쉽게 제거 할 수 있다.

(7) 교합 채득

상하악간 관계를 기록하는 것으로 중심위나 중심교합위에서 채득하는데 Cr & bridge에서는 흔히 중심교합위로 채득한다.

교합인기재 종류

① wax 일반적으로 많이 사용하는 재료이지만 쉽게 변형된다. 상품명 : Aluwax

② polyether rubber, vinyl poly siloxane - 탄성이 있어 정밀도가 좋다. 상품명 : Futar Doccusion, Blu-mousse

③ plaster paste(석고) - 파절되기 쉽다.

④ ZOE paste - 정밀도는 뛰어 나지만 부서지기 쉽고 얼굴에 묻으면 지우기가 힘들다. 상품명 : super bite

⑤ acrylic resin - 정확하고 변형이 없으나 경화수축이 나타나고 견고하여 모형에 손상을 줄 수 있다. 상품명 : duralay resin

(8) 임시 의치(temporary crown) 제작 및 장착

① 동의어

provinsional prosthesis(예비 보철물)

② 목적

· 예후를 판단
· 수직고경, 발음, 심미적인 평가
· 치아삭제 결정
· 위생관리능력 평가
· 심미적 증진
· 치주상태 개선

· 동요치의 개선
· 잔존치의 이동 방지
· 치수보호
· 교합안정
· 보존, 치주, 외과, 교정 치료 유지

③ 종류

· preformed crown(기성품 임치관)

ⓐ polycarbonate crown – 전치부용
ⓑ celluloid crown – 전치부용
ⓒ aluminum crown – 구치부용
ⓓ metal crown – 구치부용

· custom made(맞춤, 직접제작)

임상에서 주로 많이 사용한다. acrylic resin(self curing, direct resin)으로 구강 내에서 직접제작 하거나 model상에서 간접법으로 제작한다.

resin 상품명 : lang 社 Jet(PMMA), parkell 社 SNAP, reliance 社 Durahuecalulk 社 Temporary bridge resin(PEMA), cadco 社 provinsional C&B resin, densply 社 Triad Bis -GMP <Parkell 회사의 SNAP>

④ 제작 방법

· direct(intra oral) technique ; 구강내에서 직접 제작
· hybrid(laboratory & intra oral) technique
· indirect(laboratory) technique ; 기공소에서 석고 무형상에서 제작

* 준비물 : trimming용 가위, abrasive point(rubber, silicone), vacuum former, 미지근한 물, model, sheet, arcrylic resin, cement spatular

– 삭제된 치아상에서 직접 손으로 제작하는 방법

acrylic resin을 mix하여 dough stage상태로 되었을 때 치아위에 올려놓고 치아 모형을 만든 다음 열이 나기 직전에 제거하여 미지근한 물에 담근 후 완전히 굳으면 임시치관을 제작한다. 경화가 덜된 상태에서 가위로 잉여부위를 잘라내면 편리하고 특히 지대치가 유수치일경우는 최대한 열 발생을 줄이기 위해 주수를 해주거나 열이 발생되기 전에 제거하는 것이 좋다. 경화가 되면 margin

과 인접면의 접촉부를 연필로 표시하고 가급적 이 부위는 삭제하지 않도록 주의한다. denture bur와 diamond disk를 이용하여 치아모형을 조각해간다 구강내에 시적하여 교합지(accu-film)가 살짝 빠져나오도록 교합을 조정하고 형태를 수정할 부위를 연필로 표시하여 수정한다. rubber point, Robinson brush, silicone point로 polishing한다.

- 기성임시 치관의 이용하는 방법

  Polycabonate Cr, Aluminum Cr. S-S Cr 등을 치아에 맞는 것을 골라 조정한 다음 임시접착재로 접착한다.
- 인상재 mold 이용하는 방법

  치아삭제 전 alginate, wax or, silicone으로 mold를 만들어 치아삭제 후 여기에 레진을 묽게 mix하여 채우고 구강내에 압접하여 어느 정도 경화가 되면 꺼내어 trimming과 polishing 하여 완성한다.
- vacuum formed shell을 mold로 이용하는 방법

  propylene sheet 0.026"~0.060"를 omni-vac과 같은 vacuum former를 이용하여 mold를 만들어 임시치관을 만듬
- 임시치관의 합착

  지대치를 깨끗이 세척 후 부드럽게 건조한 후 임시시멘트(예; Temp bond)로 합착한다. 필요에 따라 polycarboxylate cement나 ZPC에 vaseline을 섞어 이용할 수도 있다.

2) 기공과정

(1) 작업모형(working cast or model)의 제작

① 석고종류

type 1-보통석고 (인상용)

type 2-보통석고(모형용)

type 3-경석고(임상에서 yellow stone을 주로 사용한다) 상품명 : GC stone, MG stone, SSS stone, 삼우 stone, Neo yellowstone

type 4-초경석고(경석고 보다 더 견고하고 brown silver stone 등이 있다)

작업모형은 type 3이나 type 4로 제작한다.

상품명 : Fuji Rock EP, Neo pink stone, Crystal Rock

② 석고 연화(mix) 및 석고주입

제조회사 지시하는 혼수비(대략 석고-0.5, 경석고-0.3 초경석고-0.25)에 따라 stone에 물과 석고를 넣고 석고 spatula로 대략 mix한 다음, vibrator에 올려놓고 기포를 제거하면서 rubber bowl 가장자리를 문지르며 mix한다. tray를 약간 기울여서 지대치 먼쪽에서부터 spatular로 소량씩 첨가하면서 천천히 흘러들어 가게 한다. 하악 전치처럼 가는 지대치는 기포가 생기기 쉬우므로 가는 붓에 묻혀 먼저 내면을 바른 후 부으면 기포를 예방 할 수 있다.

(11) 기공지시서

의뢰 년 월 일, 담당치과 의사 명, 환자 명, 장치의 종류, 장치의 설계, 사용 재료, 제작방법, shade, 주의 사항, 완성 년 월 일 등을 기재

(12) 작업모형 부착

① 교합기 - 상하악 모형을 부착하여 하악운동을 재현함으로써 교합을 분석하고 생리적인 보철물을 제작하는 기구

② 조절성에 따른 분류

· 비조절성 교합기 - 평균치 교합기와 hinge 교합기로서 간단한 기공물 제작시 사용 예) inlay, crown.

· 반조절성 교합기 - 측방, 수평운동 제한적 허용(임상용)

종류 : Denar markⅡ, Whip mix, Hanau modular, twinhoby

· 완전 조절성성 교합기- 하악운동을 완전하게 재현(연구용) 임상에서는 거의사용하지 않음. 종류 : Denar D5A, Shumileter

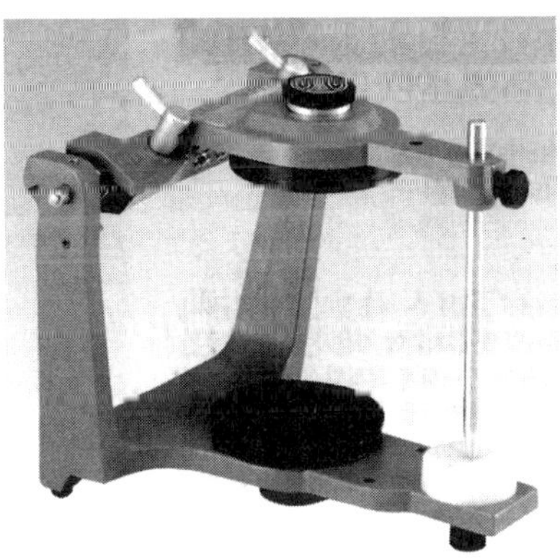

그림 10-9. HANAU 평균치교합기

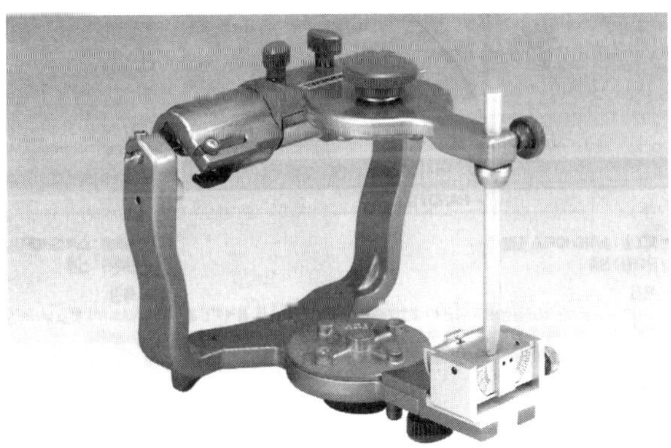

그림 10-10. Twinhoby 반조절성 교합기

③ 과두 구조에 의한 분류

· arcon형 – 생체와 같이 상악에 과로 유도부가 있다. 최근 교합기는 거의 arcon이 대부분 Denar mark Ⅱ, Whip mix, Hanau,modular, twinhoby

· non-arcon – 과로 유도부가 하악에 있다. 생체와 반대로 되어있어 불편하다. Dentatus, Hanau12

3. 3차 내원 시

1) 보철물 장착

(1) 모형상에서 보철물을 검사하고 crown 내면에 기포나 오물이 있으면 제거한다.

(2) 임시보철물 제거

crown remover나 철거용 plier를 이용하여 조심히 제거 한다. 임시 접착제를 완전히 제거한 후 알콜이나 과산화수소 등에 퍼미스를 섞어 슬러리를 만들어 치면을 깨끗이 하면 좋다. 임시보철물을 제거하면 유수 치인 경우에는 매우 민감하므로 syringe에 의한 세정이나 과도한 건조를 피해야 한다. 과도한 건조는 치수괴사를 초래하고 삭제면의 세균감염은 치아가 시린 원인이 될 수도 있다.

(3) 보철물의 시험적합(try-in) 및 조정

contact gauge, articulating paper(교합지)–검정, 초록, 청색, 빨간색 등, dental floss silk, fit checker 등으로 교합면, contact area, crown 내면의 under cut, margin, pontic 기저부등을 검사한다. 대합치간의 긴밀도를 Shim stock 등으로 검사한다. 보철물의 형태, shade, 인접치아나 대합치아, 안모와의 조화 등도 검사한다.

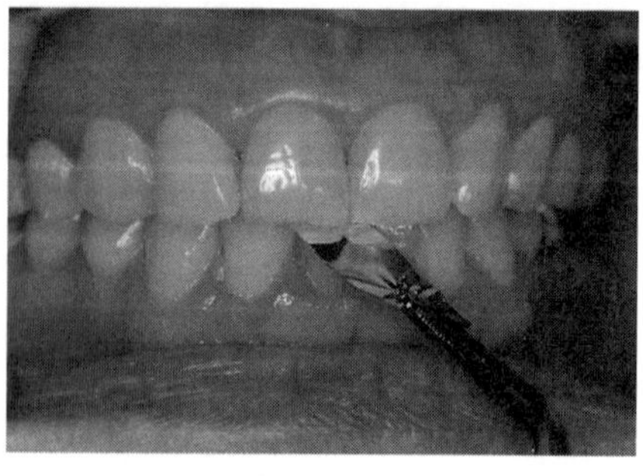

그림 10-11. Shim-stock으로 조기접촉을 검사한다.

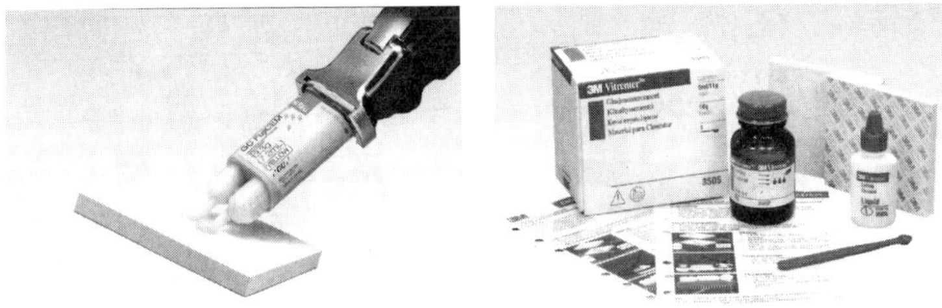

그림 10-12. FUJICEM cement와 3M Vitremer cement

(4) 임시접착(temporary cementation) - 생략 할 수도 있다.

영구접착 전 약 1주일간 임시로 접착(예: Temp bond)한 후 생물학적 평가를 하기 위함. 교합이나 유수치인 경우 시린 정도를 지켜본다.

(5) 영구합착(접착)

① 준비물

합착제, cement spatula, mixing slab(mixing pad), floss silk, 나무 stick

② 합착제 종류

zinc phosphate cement(상품명 : poly carboxylate cement), glass ionomer cement, resin(상품명 : Hybond cx, Rely X Lutingcement), reinforced G-I cement(상품명 : GC Fujicem), resin cement(상품명 : Superbond, All bondⅡ, panavia F, M bond)

(6) 잉여 cement 제거

인접면은 완전히 경화되면 제거가 어려우므로 초기경화만 지나면 제거하되 치실에 2~3개의 매듭을 만들어 사용하면 제거가 쉽다 explorer로 설측에서부터 순·협측으로 열구내에 잔존시멘트가 없도록 철저히 제거해야 한다.

(7) 환자지도

plaque control이 home care 로 유지되도록 T.B.I를 실시한다. 치간치솔 dental floss 등도 소개한다. 약 6개월 간격으로 recall(follow up chcck)한다.

· home care

ⓐ 적절한 잇솔질 요구, 치간면은 치간치솔을 추천

ⓑ 인공치와 연결부 하방은 치실을 사용

ⓒ 주변 조직의 건강과 보철물의 수명, 구강위생 관계를 교육

(8) 보철물 장착후 문제점

① 열 예민성 - cold & heat
② 기능 시 불편감
③ 치은 염증
④ 음식물 저류
⑤ 혀나 뺨을 깨무는 것
⑥ sweet에 대한 예민성
⑦ 치아이동
⑧ 근신경 & T.M.J 장애
⑨ non specific complaints

Ⅲ. Removable partial denture

구강내의 다수의 부분적으로 결손 되었을 때 저작 심미 발음 및 기능의 회복을 위하여 치아와 주위조직을 보완해주는 보철의 형태를 말한다. 현재는 기존의 clasp-retained RPD가 심미적인 문제와 유지력 문제 때문에 attachment retained RPD나 double(konus, telescope)crown retained RPD를 선호하는 추세다.

국소의치의 구성요소

- 유지장치(retainer)
  구강내에서 의치의 동요와 탈락을 방지하고 유지와 안정을 도모하는 장치이다. clasp, attachment, rest, double crown 등이 있다.
- 연결장치(connector)
  국소의치에서 각 부위를 연결시켜 주는 장치물로써 의치상과 의치상, 의치상과 유지장치를 연결시키는 장치로써 금속재료로 되어 있다.
- 의치상(denture base)
  치아결손부의 치조제와 구개부를 덮어 저작압 교합압을 조작부로 전달, 분산시켜 의치의 유지 안정 지지에 기여하는 부분이다. 의치상의 재료로는 acrylic resin과 금속이 있다.
- 인공치(artificial teeth)
  결손 된 자연치를 인공적으로 모방한 치아를 말한다. 인공치아의 재료에는 도재, 레진, 금속 등이 있지만 보통 레진치아가 대부분이다.

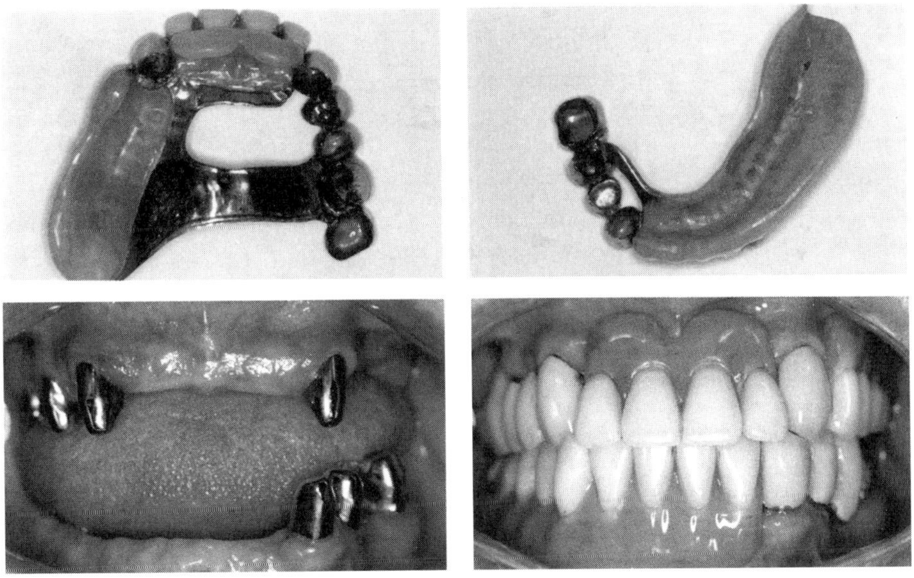

그림 10-13. Konus crown retained RPD는 장착 시는 심미적이지만 제거한 구강은 매우 비심미적이다.

1. 1차 진료

검사 및 partial denture를 위한 전 처치

국소의치는 장시간의 전처치가 필요한 경우가 대부분이라 완성까지는 오랜 기일이 필요하다. 발치나 근관치료, 지대치 금관처치 등의 기본처치 외에 torus, 순·협설 소대 절제술 등 광범위한 전처치가 필요하여 치료 계획을 세우는데 난해한 경우가 많다. 치위생사는 술자의 치료계획을 완전 숙지하여 환자에게 자세한 설명과 치료 약속 날짜를 안내해야한다. 또한 전 과정의 흐름을 이해하여 기구와 재료를 준비하고 기공물 의뢰와 도착을 항상 확인하여야 한다.

2. 2차 진료

1) 예비 인상채득

기성 tray로 연구모형(진단모형)과 개인 트레이(individual tray) 제작을 위한 인상채득 상하악의 full mouth tray로 alginate 인상채득을 한다. 치아뿐만 아니라 잔존 치조제나 전정부위까지 나올 수 있도록 약간 큰 tray로 채득하는 것이 좋다.

2) 석고주입

보통 일반석고(plaster)를 주입하는데 경화가 경석고에 비해 빠르므로 물을 약간 많이 넣어 묽게 하는것이 좋다. 유리단 변연부가 정확하게 나와야 개인 tray가 정확하게 제작된다. 개인 tray를 기공소에서 제작해 올 경우 모형을 기공소에 보낸다.

3) 연구모형상에서 Surveyor로 survey line을 찾아 under cut의 양을 측정하여 알맞은 clasp과 connector를 design해본다.

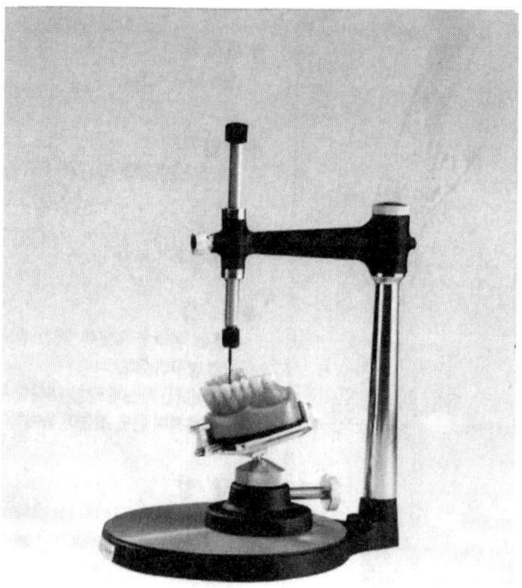

그림 10-14. 지대치의 undercut양을 알 수 있고 국소의치의 Path of insertion을 결정하는 survey line을 찾는데 이용하는 surveyor

4) 개인 tray(Individual tray) 제작

self curing acrylic resin으로 제작되며 model에 인상재의 두께를 위해 paraffin wax를 깔고 분리재 를 바른 후 resin을 혼합하여 dough stage가 된 후 손으로 반죽하여 얇고 균일하게 편 후 형태를 수정하고 손잡이를 붙인다. 경화 후 제거하여 tray에 구멍을 뚫어 인상재의 유지력을 부여할 수 있다.

light curing resin sheet로 개인 tray를 제작하는 방법도 있는데 경화시간적인 여유가 많아 제작하기 더 편리하다. 개인 tray는 최소한 인상채득 24시간 전에 제작해 물에 담가 놓아야 변형이 없다.

3. 3차 진료

Individual tray를 이용한 최종인상채득

1) 개인 tray의 시적 및 조정

제작된 개인tray를 환자의 구강에 시적하여 조정하고 tray 가장자리에 modeling compound를 연화하여 부착하거나 utility wax를 부착하여 구강내에 시적하고 치아가 없는 유리단 부위의 입술, 협점막 등 연조직을 잡아당기고 움직여서 border molding을 한다.

2) 인상채득(기능인상, functional impression)

준비된 개인 tray에 alginate 또는 고무인상재를 혼합하여 margin을 덮을 수 있도록 담고 구강내 삽입 후 입술, 협점막 등 연조직을 움직여 주므로 기능인상채득이 되도록 한다(고무인상새 사용 시 tray의 내면에 분리재를 바른다). 즉 말하거나 음식물 저작 시 입술이나 협점막, 혀, 협소대나 설소대의 움직임에 방해가 되지 않는 범주를 결정하여 이 범주 내에 의치가 위치해야 더 안정되고 탈락하지 않게 하려는 데 있다.

3) 석고 주입

Working model이므로 경석고(stone) 또는 초경석고(extrahard stone)를 혼합하여 기포 없이 주입한다. 잔존치조제 부위의 변연이 명확히 나오도록 넓게 붓는다.

4) 교합채득

Wax 또는 silicone 등을 이용하여 full mouth 교합 채득한다. 기능모형과 교합 채득한 것을 기공소에 보낸다.

4. 4차 내원

metal frame work adaptation과 조정

금속 구조물만을 구강내에 맞춰보고 조정한다. clasp의 접합도, rest의 조기접촉유무, major connector의 접합도 등을 검사한다.

5. 5차 내원

wax rim adaptation과 악간관계기록 및 중심 교합 채득.

금속 구조물 위의 wax를 교합고경보다 낮게 올린 것으로 교합고경의 기록과 하악의 전후적, 좌우적인 위치를 기록한다.

6. 6차 진료

wax denture adaptation과 조정

denture를 완성하기 전에 wax로 인공치아까지 배열한 것으로 구강내에 장착해 보면서 심미성이나 교합관계를 수정할 수 있도록 한 것이다.

4차, 5차, 6차 진료 중 한 가지 과정만 환자의 구강내 adaptation할 수도 있다. 즉 wax rim & metal frame work을 구강내에 시적하여 확인하고 교합채득을 하는 것이 일반적인 임상술식이다.

7. 7차 진료

완성된 국소의치 장착 및 조정

준비물 : denture burs(acryl burs), silicone, rubber point &wheel, plier(clasp 조정을 위해), articulating paper. PIP 또는 pit checker

PIP를 의치상조직면에 얇게 바른 후 구강에 장착하여 누른 후 점막과 접촉이 많은 부위를 denture bur로 삭제한다. 통증을 유발하는 부위의 의치상 변연부를 삭제하고 rubber point등으로 연마한다. 교합지로 조기접촉이나 교두간섭을 check하여 조정한다.

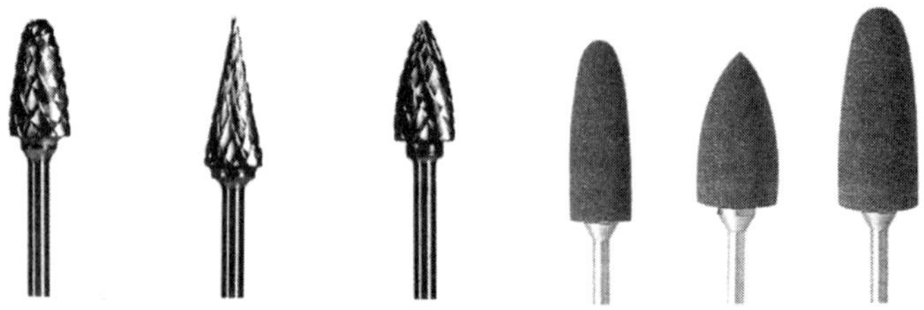

그림 10-15. Denture bur(carbide bur)와 Silicone point

8. 환자에게 주의사항 지시(partial denture 관리법 등)

(1) 장착직후 불편한 경우 하루정도 계속 장착 후 내원하도록 한다(부적합한 부위를 파악하기 위함이다).
(2) 식사 후 매번 제거하여 세척한다.
(3) 뜨거운 물에 넣거나 삶지 않도록 한다.
(4) 취침 시 제거하여 소독액 또는 물속에 담가두도록 한다.
(5) 임의로 스스로 조절하지 않도록 한다.
(6) 동통이나 불편 시 내원하도록 한다.

9. Partial denture의 조정

국소의치를 적응하는 기간 동안 부적합한 부분의 동통으로 내원하는 경우 denture를 조정해 주게 된다.

Ⅳ. Complete denture

구강내 모든 치아가 상실되었을 경우에 모든 자연치아와 이와 관련된 부위를 인공물체로 대치하여 구강의 기능을 유지 또는 회복시키는 장치이다.

총의치의 구조
인공치아(artificial teeth) : 결손 된 자연치아의 대치물로서 레진치아가 대부분이다.
의치상(denture base) ; 구강점막에 얹히며 인공치아가 식립되어 있는 의치의 부분이다.
의치상연(denture border) : 연마면과 인상면이 연접부에 있는 의치상의 가장자리를 의미한다.

1. 1차 진료

1) 예비 인상채득

개인 tray 제작을 위한 상하악 full mouth alginate 인상채득을 한다.

2) 석고주입

보통석고를 주입한다.
개인 tray를 기공소에서 제작해 올 경우 모형을 기공소에 보낸다.

3) Individual tray 제작

국소의치와 동일한 방법으로 제작

2. 2차 진료(최종인상채득)

개인 tray를 이용한 최종인상채득

1) 개인 tray의 시적 및 조정

개인 tray의 변연을 modeling compound로 border molding하여 완성한다.

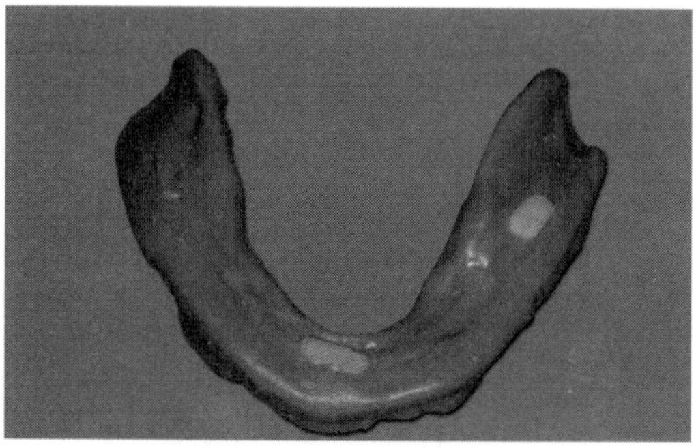

그림 10-16. 교합고경을 결정한 후 호치키스를 CR checkbite를 고정할 수 있다.

2) 최종인상(funtional impression) 채득

ZOP나 polysulfide 등의 고무인상재로 인상을 채득할 시 혀, 입술 뺨을 움직여 주어 border molding이 잘 형성되도록 인상을 채득한다.

3) 석고주입

utility wax, boxing wax 등으로 boxing을 하여 변연부가 정확히 나오도록 한다. 일반적으로 경석고인 yellow stone로 붓는다. 상악에서는 hamular notch와 palatine foveae가 반드시 나와야 하고 하악에서는 retromolar pad가 나와야 좋은 model이다. Working model(master model)을 기공소에 보낸다.

3. 3차 진료(악관관계기록과 교합기에 mounting)

wax rim adaptation과 악간관계기록(교합고경과 중심교합채득), median line, smile line, mouth corner line 등을 wax rim에 표기한다. 보조자는 알콜 램프나 알콜 토치, wax carver, paraffin wax, alu wax, 자, 펜, gothic arch tracer, 교합기와 안궁 등을 준비한다.

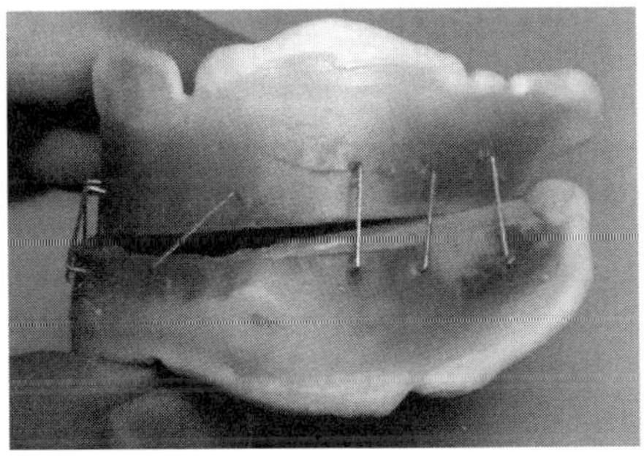

그림 10-17. modeling compound로 완성된 하악 개인 tray

4. 4차 진료(wax denture adaptation과 조정)

치아의 색, 크기와 얼굴과의 조화, 구강주위의 풍융도 및 주름, 교합상태 등을 점검한다. 환자와 상의하여 미흡한 부위는 수정한다.

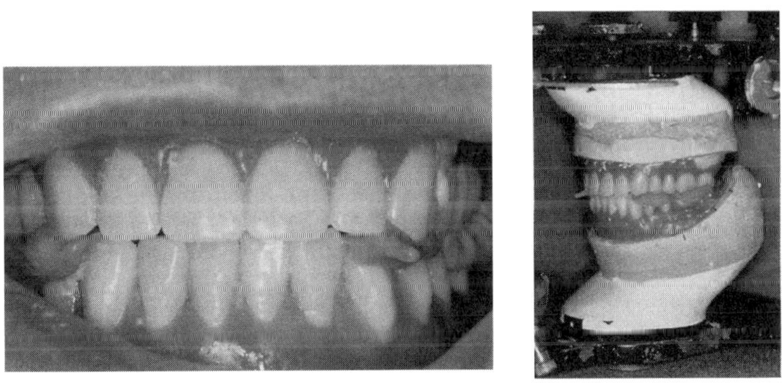

그림 10-18. 납의치의 중심위교합관계가 불량하여 실리콘 인기재를 이용하여 교합을 다시 채득하고 교합기에 다시 부착한 모습

5. 5차 진료(delivery)

완성된 총의치 장착 및 조정

교합지로 조기접촉이나 교두간섭 등을 검사한다. 교합조정이 끝나면 의치변연을 검사한다.

PIP로 의치상의 조직면을 검사하여 압박부위가 있으면 삭제하여 relief 시켜준다.

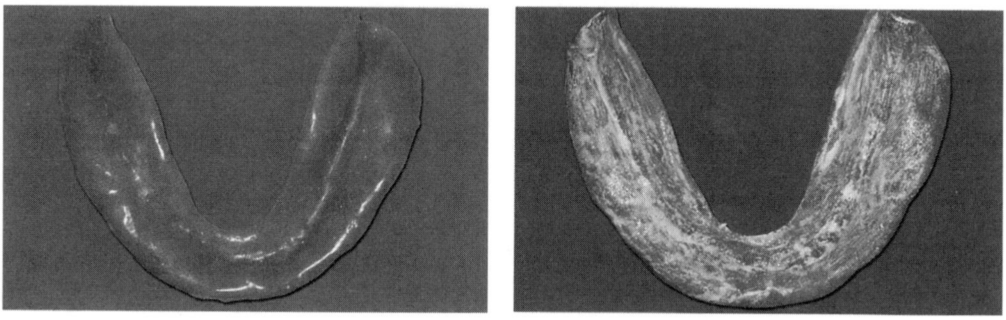

그림 10-19. Pressure indicating paste(PIP)를 이용하여 접합도를 검사한다. 의치상 조직면에 PIP를 붓으로 얇게 한 방향으로 칠한 다음 구강내에 장착한 후 바닥이 드러난 부위는 압박부위이므로 삭제하여 relief 해준다.

6. 의치사용 시 주의 사항(치위생사는 꼭 숙지할 것)

1) 처음 의치를 끼시면 잇몸에 상처가 생기고 아픈 경우가 많습니다. 새 신발을 신으면 처음엔 발꿈치에 상처가나고 물집이 생기는 것과 유사합니다. 심한 경우에는 의치를 빼고 계셔도 좋지만 치과에 오시기전 4시간 전부터 끼워야 어디가 아픈지를 알 수 있습니다. 환자 자신이 임의로 갈아내는 일이 없도록 해야 합니다.
2) 처음에는 어색하고 입안 가득 찬 느낌이 들어 답답하지만 시일이 지나면 점점 자연스러워 집니다. 또 발음이 처음엔 잘 안되지만 자꾸 연습하면 수주일 내에 좋아 집니다.
3) 새 의치로 음식을 제대로 씹으려면 6~8주가 걸립니다. 부드러운 음식부터 천천히 숙달 시키되 항상 좌우 양쪽 골고루 씹어야 합니다. 앞니로 음식을 자르거나 씹지 않도록 되어 있습니다. 앞니로 음식을 씹으면 의치가 탈락되거나 잇몸이 흡수되어 빨리 나빠지기 때문입니다.

4) 밤에 주무실 때는 의치를 빼서 물이 담긴 그릇에 보관해 두었다가 아침에 다시 끼워야 좋습니다. 잇몸도 휴식이 필요합니다. 틀니 전용 박스나 뚜껑이 있는 반찬통을 이용하시면 편리합니다. 공기중에 방치하거나 화장지에 싸두면 의치 수명이 단축됩니다.
5) 하루에 2번 이상 잇솔질을 해야 하며 잇몸과 혀도 잇솔질을 해야 합니다. 의치도 하루 2번 이상 닦으시되 물을 채운 프라스틱 대야나 젖은 수건을 밖에 깔고 닦아야 의치가 파절되는 것을 막을 수 있습니다. 너무 빳빳한 칫솔은 좋지 않습니다. 치약보다 액체 세제(주방용 중성세제, 예를 들면 "퐁퐁 과 같은 종류)를 사용하면 의치의 마모를 줄일 수 있어 좋습니다. 외면과 인공치아는 물론 내면도 철저히 닦으시되 의치 세정제를 사용하시면 더욱 좋습니다.
6) 완전히 적응 된 때 까지 최선을 다해 도와 드리겠지만 인내와 협조가 있어야 좋은 결과가 옵니다. 치과의사나 치위생사의 지시에 따르시고 이웃집사람이나 다른 비전문가 말은 귀담아 듣지 마십시오.
   이사람 저사람 말을 믿다 보면 혼란만 오고 아무런 도움이 되지 않습니다.
7) 잇몸은 꾸준히 흡수되기 때문에 헐거워 질 수 있으므로 매년 정기 검사를 받으십시오.
8) 내원 하실 때는 전화로 예약해 주십시오. 수리가 힘들면 시간이 오래 걸릴 수도 있습니다.

제11장 소아치과(Pedodontics)

Ⅰ. 소아치과의 정의

소아치과에서는 유치와 초기영구치의 악골의 성장발육 관리 및 소아기에서 발생하는 구강질환의 예방, 치료하는 치의학의 한 분야로서 소아의 구강위생지도와 치아우식의 처치, 구강외과적 처치, 예방 교정학적 처치 및 장애자의 치료 등 광범위한 시술을 시행하고 있다.

Ⅱ. Child management

1. Child management시 고려해야 할 요소

(1) 아동의 육체적, 정신적 연령

(2) 어린이의 건강

(3) 선천적인 성격

(4) 가정환경

(5) 어린이와의 대화

(6) 치과의사의 외모, 수행태도, 분위기

2. 치료상에 있어서 주의할 Child management

(1) 약속은 오전이 좋고 chair time은 30분 이내가 좋다.

(2) 치료를 연기하지 말것 : 소아 치아우식 진행이 빠르고 아동태도가 불량해짐.

(3) 치과분위기에 익숙하도록 소개해야 한다.

치과기구에 익숙하도록 실제 보여준다.

(4) 치료를 받는 태도가 불량한 때라도 실망을 주는 언어는 삼가할 것.

(5) Fearful child에게 말로써 공포감을 없애주려 하지 말 것.
그 원인을 분석하여 reconditioning할 것.
(6) 공포를 야기하는 이야기는 삼간다.
(7) 급격한 행동은 피하며 부드럽게 움직인다.
(8) 아동과 의사소통이 되어야 한다.
(9) 첫 번째 치과치료 약속시 동통이 따르는 치료는 하지 말 것.
① 치료의 skill과 speed를 터득해야 한다.
② 치과 치료상태에 대해 거짓말해서는 안되고 수시로 말해준다.
③ 치과의사는 침착해야한다.
④ 환자의 personality를 관찰하고 부모의 협력을 참고로 한다.
⑤ 치료가 끝나면 칭찬을 해준다.
⑥ 사회적 모방 : 다른 아동, 어른이 치료받는 것을 보여준다.
⑦ 아동의 감정변화를 잘 살핀다.
⑧ 아동의 문제를 잘 들어준다.
⑨ 소아에게 심리적 충격을 주어서는 안된다.

3. 3~4세아의 치과 치료에 적용되는 일반적인 management

정서 변화를 적게 하기 위해 사용되는 기구는 가능한 한 보이지 않게 한다. 진료시간은 30분 이내에 한다. 충분히 설명해 주는것이 무엇보다 중요하다.

Ⅲ. 장애자 치과치료

1. 치과치료시 장애인의 문제점

1) 치료행위에 의해 전신상태 장애증상의 악화 가능성

· 뇌성마비자 : 오랜 시술시간과 심한 긴장을 못 견딤
· 강제적 혐기 조건화는 원칙적으로 적용 안됨
· 경련성질환 : 발작 빈도가 높을 수 있다. – 항경련제투여, 자극최소
· 심장질환자 : 진정, 전신마취 – 공포, 불안 감소
(선천성 심장 질환자 : 술전, 술후 항생제 투여 – 균혈증, 감염성 심내막염 방지)

2) 장애로 인한 치료 예후의 악화

· 근긴장, 불수의운동 : 수복물 탈락
· 장기간 스테로이드 복용자 : 근관치료의 예후 나쁘며 수복물 주변 2차 우식증 발생
· 유년형 당뇨 : 수복물 인접 치은염

3) 치과 치료의 협조 어려움

이해불능, 장기간 개구 불가능

4) 장애인의 구강내 특별한 문제발생가능

5) 예방, 관리의 실천적 문제

2. 장애자 치과치료시 유의할 사항

1) 뇌성마비(cerebral palsy)

① 행동조절
· Tell, Show, Do 원칙준수
· 경악반사(startle reflex)를 없애기 위해 갑작스러운 일은 미리 알림
② 환자의 이동과 신체 고정
③ 환자의 머리, 턱 고정 - six handed dentistry가 바람직
④ 러버댐 장착 - 클램프나 기구는 치실로 묶어 삼켰을 때 꺼낸다.
⑤ 시간단축

2) 정신지체(mental retardation)

① 진료동의서 : 나타날 수 있는 문제점에 대한 동의서
② 의사소통 : 환자와 친밀감 향상, 끈기와 인내 필요
③ 진료지침
· 일반적지침 : 내원약속은 이른 아침, 공포감소
· 불안, 동통 조절 : 진정제, 구역반사나 호흡곤란 주의, 최후에는 전신마취
· 진료순서 : 단계적 접근, 환자가 못 견디면 즉시 진료 멈춤

3) 경련성질환(convulsive disorder)

치료중 발작 최소화 – 항경련제(diazepam)복용

4) 선천성 심장질환(congenital heart disease)

① 예방적 항생제 필수 – Amoxacillin 술전 1회 투여
② Penicillin 과민반응 시 Erythromycin 대신 Clindamycin 사용
③ 치수감염이나 치근단 감염은 감염원이므로 치수치료 없이 발치, 출혈 문제시 대수술은 피함

5) 자폐증(autism)

① 언어 및 비언어적 의사소통을 하며 직접적 눈 접촉 시도
② 간단한 지시, 천천히, 과단성과 반복적 노력 필요

6) 청각장애(deafness)

① 보호자 통해 병력, 언어, 발음, 장애정도 파악
② 적절한 의사소통 방법 선택
③ 환자가 의사의 입모양을 볼 수 있게 하고 과장된 표정은 피함

7) 백혈병(lukemia)

① 치료 중 상태가 호전되지 않거나, 재발된 아동의 치과치료는 연기해야 한다. 구강을 통한 전신 감염요소를 빨리 제거한다.
② 혈소판수가 100,000/mm^3 : 대부분 치과치료에는 문제없다.
③ 50,000/mm^3 : 비전달마취를 포함한 통상적인 예방 및 수복치료
④ 20,000~50,000/mm^3 : 구강위생불량이나 치은열구 출혈 시 외과시술 연기
⑤ 20,000/mm^3 : 예방적인 혈소판 수혈 없이는 치과치료 안됨
⑥ 화학요법의 합병증 : 칸디다증이나 궤양이 발생 – 양호한 구강위생 유지

8) 후천성 면역 결핍증(acquired immune deficiency syndrome : AIDS)

① 전신병력의 숙지
② 보호복장과 방어를 위한대책
③ 손세척 및 관리

④ 예리한 기구와 주사바늘의 사용과 관리-같은 환자라도 1회용 주사바늘은 재사용하지 않는다.
⑤ 기구의 소독이나 살균
⑥ 주위 표면 오염 물질의 제거
⑦ 기공물과 재료의 오염물질 제거
⑧ 초음파 치석제거와 핸드피스 및 치과 진료대의 사용과 관리
⑨ 생검 표본의 관리
⑩ 폐기물처리

9) 간염(hepatitis)

① 특이한 구강증상은 없다.
② 환자와 치과의사, 치위생사간의 상호전염에 주의
③ 활동성 간염 환자 : 간에서 대사되는 약물은 피하거나 줄인다.
ex) 2% lidocane - 100mg(ampule 3개)이하로 제한

Ⅳ. 치수의 치료

1. 직접치수복조술

(1) 일반적으로 직접 치수복조술은 외상이나 와동 형성 중에 우발적으로 생긴 작은 크기의 치수노출이나, 우식의 진행에 의한 바늘구멍 정도로 작은 크기의 치수노출이 있고 주위에 건전한 상아질이 있을 경우에만 한정적으로 사용되고 있다.
(2) 치수복조는 동통이 없는 경우에 사용되어야 한다.
(3) 노출된 부위에서는 출혈이 없거나 있어도 정상 범주 내에 있어야 하며, 치수의 충혈이나 염증이 없어야 한다.
(4) 과 정
① 러버댐
② 치수노출이 예상되는 부위의 우식상아질보다 주위의 모든 우식 조직을 먼저 제거
③ 치수가 노출된 부위는 생리식염수로 제거하여, 이물질 제거하고 치수 건조 방지
④ 수산화칼슘도포

2. 치수절단술

1) F.C pulpotomy

(1) Indication

① 유치에만 사용

② Caries, trauma에 의한 exposure의 경우

③ Vital pulp

④ Bleeding이 fresh하고 clotting time이 정상

⑤ Calcification이 되지 않은 pulp, pulpitis가 없는 pulp, 지속적인 pain을 수반하지 않는 pulp

⑥ Systemic disease가 없는 Pt.

(2) Formocresol pulpotomy 술식(1 vist pulpotomy 술식)

• **1 appointment pulpotomy**

① Case selection & X-ray taking

② Profound anesthesia

③ Isolation of tooth by rubber dam

④ 해당치아 주위의 소독 : zephiran, germicidal sol. 70% alcohol

⑤ Cavity preparation, soft dentin 제거, cavity toilet

⑥ Pulp chamber의 root를 opening : #669 bur

⑦ Coronal pulp의 amputation
sharp spoon excavator
#6 round bur

⑧ Pulp chamber cleansing & irrigation : sterile water, saline
전치부 : cervical line level까지
구치부 : canal orifice까지

⑨ Bleeding control : cotton pellet으로 5분간

⑩ F.C를 cotton pellet에 묻혀 꽉 짠 후 canal orifice에 5분간 방치하여 dark gray color가 되면 제거하고, pulp chamber를 dry

a) Eugenol과 F.C를 동량(1 : 1)으로 하여 zinc oxide powder와 mix하여 subbase한 후 ZPC로 basing

b) Amalgam filling or stainless steel Cr.

c) 6개월 후 X-ray taking하여 성공여부 확인 : 최소 6개월이 지나야 성공여부를 알 수 있다.

(3) Pulpotomy시 2nd visit method란?

- **Two appointment pulpotomy**

① Chamber open하여 coronal pulp 제거 후 bleeding이 dark color시 cotton pellet에 F.C를 묻혀 놓고 ZOE temporary stopping

② 3~5일 후 다시 시술(정상 pulpotomy)

cf) 치아가 밤에 pain, hot에 sensitive 할 때
2 appointment pulpotomy 시행

cf) 3~5 appointment pulpotomy

㉠ Non-vital pulp일 경우

㉡ Root canal의 pulp가 necrosis된 경우 시행

Non-vital pulpotomy(2 appointment method)

1) 1st visit : ① pulp의 coronal portion(주로 necrotic pulp) 제거
② F.C cotton을 pulp chamber에 넣고 ZOE stopping

2) 2nd visit : 3~5일 후 F.C pulpotomy

$Ca(OH)_2$ pulpotomy vs F.C pulpotomy

$Ca(OH)_2$ pulpotomy	F.C pulpotomy
① Root canal에 dentinal bridge가 40일 후 생겨, radicular pulp vitality 유지 ② Odontoclastic action으로 인해 internal resorption의 위험이 있다. ③ 영구치에만 사용 ④ 성공율 : 40%	① (1~2주후) amputated side[illegible]에 fixation zone이 생겨, bacterial action 방지 ② internal resorption의 위험이 없다. ∴성공율이 높다. ③ 유치에서만 사용 ④ 성공율 : 97%

· $Ca(OH)_2$의 성질 : indirect pulp capping에 사용

① 잔존 caries의 진행을 중지시킴

② Caries 부위를 sterilization시킴

③ Odontoblast의 발육을 촉진시켜 secondary dentin의 형성을 유도함

3. 부분치수절제술

(1) 부분 치수절제술은 치관부와 근관부의 치수가 생활력을 가지고 있으나 임상적으로 충혈의 증상을 나타낼 경우에 사용된다.

(2) 치아는 동통을 수반한 치수염의 증상을 보일 수도 있으나 치근부 치수는 괴사되어 있으면 안된다.

(3) 방사선 상에서는 치수인대의 비대 또는 근단병소가 없어야 한다. 이러한 증상이 있으면 완전 치수절제술을 시행하여야 한다.

(4) 술 식

① 치관부 치수 절단

② 근관내의 치수를 barbed broach로 제거

③ filling(file이 치근단을 넘어가지 않도록 조심해야 한다)

④ NaOCl, H_2O_2로 근관 세척 및 건조

⑤ ZOE로 충전

4. 완전 치수 절제술

1) 유치에서의 치수절제술은 근관의 다양한 형태 때문에 기계적 제거 및 충전이 매우 어렵다.

2) 괴사된 치수를 가진 유치의 근관 치료는 근관의 형태가 치료에 적합하고 정상적인 지지조직을 보이는 경우에 가능하다.

3) 술 식

(1) 1차내원

① 러버댐

② 근관에 접근이 쉽도록 치수강의 상부 완전제거

③ 치수강내와 치근부 1/3까지의 근관 내부의 괴사되어 있는 모든 물질 제거

④ CMCP, FC에 적신 면구를 여분의 액제 제거한 후 치수강 내에 넣어준다.
⑤ ZOE로 막아준다.

(2) 2차내원

⑥ 증상 없는 경우 근관 내에 남아 있는 물질 완전제거
⑦ 치근부의 근단부를 작은 file로 관통
⑧ 면구 넣고 ZOE로 막아준다

(3) 3차내원

⑨ 증상 없는 경우에 완전 충전하며, 동통이 있었고 치수강내의 면구를 제거할 때 근관내부가 습한 경우에는 근관을 다시 치료해야 한다.

· **치근단유도술(apexogenesis)**

① 생활력을 가진 미성숙 영구치의 손상, 또는 치아우식에 의한 치수노출시 치수절단술
② 시행하여 치근부 치수의 생활력을 유지시켜 정상적인 치근으로 발육하도록 유도하는 술식, 주로 수산화칼슘을 이용한 통상의 치수절단술이 이용된다.
③ 치근단 형성이 완전히 일어난 후 영구적인 근관충전제를 사용한 근관치료가 시행될 수 있다.

· **치근단형성술(apexification)**

비가역적으로 이환된 괴사성 치수와 개방성 근관을 가진 미성숙 영구치에서 치수강과 근관의 괴사된 치수를 모두 제거한 후 수산화칼슘제재를 사용하여 치근단의 형성을 유도하는 술식

	Apexogenesis	Apexification
적응증	vital tooth	non-vital tooth
치수제거	치근단 2~3mm를 남기고 제거	완전히 제거
치근단형성상태	정상적인 형태	비정상적인 형태
치근단형성조직	정상조직	상아질, 백악질 등의 여러경조직
근단공	개방	폐쇄
기능	생리적 기능 수행	non-function
치료횟수	2회	1회 또는 2회

Ⅴ. Pit & fissure sealant(치면열구전색제)

1. 정 의

Fissure & pit를 resin filling하여 pit와 fissure의 깊이를 shallow하게 만드는 것. oral bacteria, food stuff가 retain되는 것을 방지

2. 술 식

① selection of the teeth
② Cleaning the teeth : prophylaxis
③ Isolation
④ Etching(50% H_3PO_4) : 유치에서는 영구치보다 더 오랜 시간 요구

<이유> a. 유기질, 무기질의 함량 차이
b. Prismless enamel 존재

⑤ Washing
⑥ Reisolation
⑦ Drying the etched enamel
⑧ Mixing the resin
⑨ Sealant application
⑩ Voids check & occlusal adjustment
⑪ Follow up check

Ⅵ. Space maintainer(SM)

1. 정 의

유치나 영구치의 조기상실에 따른 간격을 유지시키는 장치

2. 목 적

① 유치의 조기상실 후 후속영구치의 eruption에 필요한 space 유지(occlusal level 유지)

② 발음장해, 언어발달장애 방지
③ 심미적 요구 만족
④ psychogenic problem 해결
⑤ oral habit, abnormal lip musculature 방지
⑥ 영구치 조기상실시, fixed or removable prosthetic appliance로 대치시켜주기 전, 악골내 space 보유 위해
⑦ elongation, extrusion 방지

3. SM의 필요조건

① 근원심 및 수직적으로 치아 간격 유지
② 대합치 맹출에 장애가 없어야 한다.
③ 영구치 맹출에 장애가 없어야 한다.
④ 악골, alveolar bone 발육, 기능저해가 없어야 한다.
⑤ 저작, 발음기능에 저해 없어야 한다.
⑥ 지대치, 치주조직, 구강점막에 해가 없어야 한다.
⑦ 충치발생 야기치 않아야 한다.
⑧ 악습관 야기치 않아야 한다.
⑨ oral hygiene 유지할 수 있어야 한다.
  a) 제작이 용이해야 한다.
  b) 쉽게 파손되지 않아야 한다.
  c) 조절, repair 용이해야 한다.
  d) 저작압에 견뎌야 한다.
  e) 치아의 3 function(저작, 발음, 심미) 회복위해 functional SM이 효과적이어야 한다.

4. SM의 장·단점

1) Fixed SM

(1) 장 점

① 제작용이
② 경제적 부담, 분실우려 무
③ 이물감 적다

④ 지대치 caries 예방
⑤ 맹출 어느 정도 허용
⑥ 치아보존술식과 병용가능
⑦ 환자의 협조 없이도 사용가능
⑧ 연조직에 자극 적다.

(2) 단 점

① 저작기능 불충족 → 대합치 elongation 야기
② chair time 길다.
③ multiple missing시 불가능
④ 특수기구, 재료가 필요
⑤ 제작도중변형으로 악골변형 초래 가능성

2) Removable SM

(1) 장 점

① multiple & bilateral missing에 사용가능
② 저작기능 회복
③ chair time 짧다.
④ esthetic
⑤ 약간의 교정효과도
⑥ 다른 preventive procedure와 병행하여 사용가능
⑦ 장치의 청결, 잔존치 청결유지 가능

(2) 단 점

① 전체적 제작기간이 1)보다 길다.
② unilateral loss의 경우, 유지에 불리
③ 분실, 파손의 우려
④ 환자의 협조 불량시 효과 무
⑤ foreign body 역할 : 이물감
⑥ 충치이환율↑
⑦ 악골발육 저해
⑧ 장기간 사용 못함
⑨ gingiva에 염증유발 가능성

제12장 교정과(Orthodontics)

Ⅰ. 교정과(Orthodontics)의 정의

치아, 치주조직, 악골 등 안면의 정상적인 성장발육을 연구하고 그 전체구조의 비정상적인 성장발육에 의해 야기되는 부정교합과 안면의 비정상적 관계를 개선하고 구강의 바른 기능을 영위시키는 동시에 안모의 개선을 도모하여 사회적, 심리적인 개인복지에 기여하고 나아가서는 비정상 상태의 발생을 예방하기 위한 연구와 기술을 포함하는 치과의학의 일부분이다.

※ 안면 형태의 발육 및 유전적 변이와 환경, 이러한 요소들이 치아교합과 그와 관련된 기관의 기능에 영향을 끼치는 특성을 연구하는 치과의학의 일부분이다(영국교정치과학회).

Ⅱ. 치과 교정의 목적

1) 개개 치아의 위치 개선
2) 치열궁의 상하악 관계 개선
3) 악안면의 이상이나 기능 개선
4) 부정교합에 따르는 각종 장애 제거
5) 구상 질환의 예방이나 치아 주위조직의 건강 증진
6) 심미장애 개선
7) 저작장애 개선
8) 발음장애 개선
9) 보철치료를 위한 교정

Ⅲ. 진단에 필요한 자료

1) Chart
2) 안면사진
3) 구내사진(Intraoral photo)
4) 석고모형(Model)
5) 방사선사진(Radiograph)
 (1) 구내 방사선 사진
 (2) 파노라마 방사선 사진
 (3) 교합 방사선 사진
 (4) 악관절 방사선 사진
 (5) 측모 두부 방사선 계측사진(Lateral cephalometric radiograph)
 (6) 정모 두부방사선 계측사진(Posteroanterior cephalometric radiograph)
 (7) 수완부 방사선 사진(hand wrist radiograph)

Ⅳ. 진단 시 위생사의 임상실습

1. 안면 사진

요즘은 디지털 카메라가 보편화 되어 편리하게 사진을 촬영하게 되었다. 촬영 즉시 확인 할수 있고 재촬영이 쉬워 실습생도 누구나 조금만 연습하면 잘할 수 있다고 생각한다. 안면사진은 보통 3~4장을 기본으로 한다. 안면형태 분석과 안면비율의 평가에 필요하다.

1) 뒷 배경이 단색(예 회색이나 하늘색)이고 반사물질이 없도록 하고 광량이 적당하도록 준비한다. 배경과 인물거리는 약 70cm 정도가 좋다.
2) 안면과 입술에 긴장을 풀고 귀가 나오도록 하며 안경을 쓰지 않고 두부를 FH 수평면이 되도록 고정한다.
3) 정모, 웃는 얼굴의 정모, 측모, 45° 측모 등을 촬영한다.
4) 측모사진 촬영 시 우측측모를 촬영하는 것이 안모 분석에 파노라마 방사선 사진과 일치하여 더 유리하다.
5) 45° 측모에서는 코끝과 뺨의 외형이 일치하도록 하고 초점은 정면에서는 속눈썹, 측면에서는 코끝에 맞춘다.

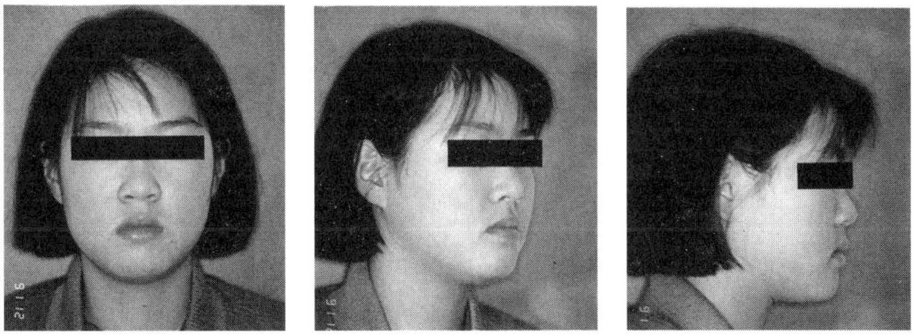

그림 12-1. 안면사진 좌에서부터 정모, 45° 측모, 측모

2. 구강내 사진

구강내의 경조직 및 연조직의 상태를 기록하는데 정면 좌우 측면, 상하 교합면 등 5장을 기본으로 하되 우측 45° 측면을 추가할 수 있다. 항상 초점기리, 초점, 광원 등을 적절하게 setting해두면 편리하다. 상악이나 측면은 거울을 사용하여 간접 촬영할 때는 거울를 항상 깨끗이 유지하고 흐림을 방지해야하고 촬영할 치아와 거울은 떨어져야하며 거울과 카메라가 직각이 되도록 한다. 보조자는 lip retractor를 이용하여 양 구각과 입술을 견인하여 구강이 잘 보이도록 한다. 후방 제 1대구치 이상 나오도록 촬영하며 타액의 거품이 가능한 한 적게 발생하도록 가볍게 건조시킨다.

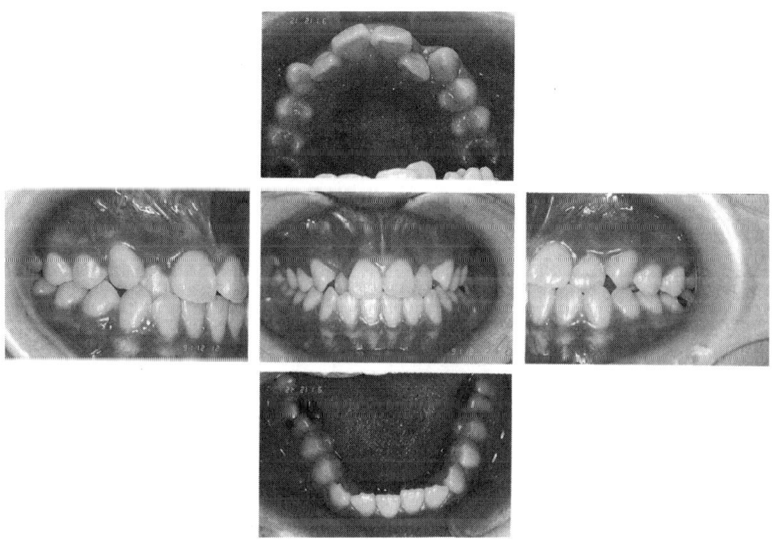

그림 12-2. 구내 5분할 사진 -정면, 우측, 좌측, 상악, 하악

3. 석고모형 제작

Alginate를 약간 되게 반죽하여 Vestibule 깊은 곳까지 채득되어야 모형에서 canine fossa를 포함한 Basal arch를 계측 할 수 있다. 화이트 경석고를 주입하고 경화되면 모형의 base는 고무로 된 mold에 넣고 완성하는데 상부와 하악 바닥이 평행하도록 제작한다. 치아의 크기, 치열궁의 폭경과 장경, 치조기저부의 장경과 폭경을 계측하여 진단의 정보를 얻는다.

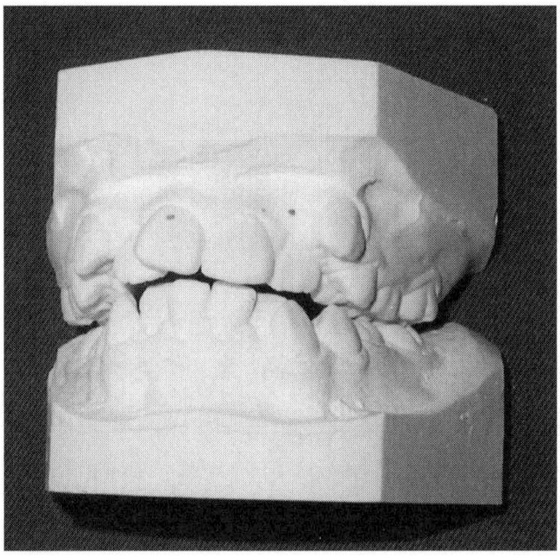

그림 12-3. 석고모형

Ⅴ. 부정교합의 분류

1. Angle의 분류법

Edward H. Angle이 소개한 분류법으로 제 1대구치가 기준이 되며 현재도 많이 사용하나 골격적인 문제와 기능적인 문제는 미흡함

1) 제Ⅰ급

상악 제 1대구치의 근심협측 교두가 하악 제 1대구치의 협측구에 일치하여 상하악의 관계는 정상이나 각 치아의 위치 부정이나 배열부정(총생 등)이 있는 경우이다.

2) 제Ⅱ급

2급은 상악전돌 혹은 하악 원심교합이 포함된다. Ⅱ급 1류는 상악 전치의 순측경사가 심하며 수직피개와 수평피개가 크고 심한 Spee만곡을 나타낸다. Ⅱ급 2류는 상악중절치는 설측경사이고, 상악측절치는 순측경사이며, 현저한 과개 상태인 것이 전형적인 것이다.

3) 제Ⅲ급

제1대구치 관계는 상악 제 1대구치의 근심협측 교두가 하악의 제 1대구치의 근심협측구의 후방에 위치하는 경우이며 악골의 상대적 위치관계는 하악골의 과성장에 따른 전방위치와 상악골의 열성장애 후방위치의 특징을 나타낸다.

Ⅵ. 치아의 이동 종류

① 경사이동(Tipping movement)

치근부보다 치관부가 더 많이 이동하는 형태로서 단순히 수평적 교정력만 가하면 주로 경사이동이 일어난다.

② 치근이동(Root movement)

치관은 별로 움직이지 않고 치근만 이동시키는 것이다. 브라켓에 큰 모멘트를 부여하여 얻는다.

③ 지체이동(Bodily movement)

치관부와 치근단이 동일한 방향과 거리로 평행하게 이동하는 것. 브라켓이 부착되는 치관부위에 교정력을 가하고 이부위에 상당히 많은 모멘트를 추가하여 얻는다. 이동하는 쪽의 인대는 전면에 걸쳐 압박측이 되고, 반대측은 견인측이 된다.

④ 회진이동(Rotation)

짝힘을 이용하여 거리이동 없이 회전만 일어난다.

⑤ 정출(Extrusion)

치아를 치주골에서 뽑아 올리는 방향의 힘이다. 치주인대가 견인된다.

⑥ 압하(Intrusion)

치아를 치조골내로 밀어 넣는 것을 의미한다. 치주인대가 압박을 받고 치근단 부위가 흡수가 일어날 수 있으므로 약한 힘을 가한다.

Ⅶ. 교정치료의 기구 및 재료

1. 교정용 기구

1) 밴드 제작과 장착, 철거시 사용되는 기구

(1) 밴드형성 겸자(Band forming plier)
(2) 밴드형태조정 겸자(Band contouring plier)
(3) 밴드압정용 겸자(Band pusher)
(4) 밴드철거 겸자(Band removing plier)
(5) 밴드 어댑터(Band adaptor, seater)

2) 굴곡선을 위한 겸자(Wire bending plier)

(1) Young's plier
(2) Tweed arch bending pliers
(3) Tweed loop bending pliers
(4) Bird beak pliers
(5) Jarabak pliers(Light wire pliers)
(6) Nance closing loop pliers
(7) Three jaw wire bending pliers
(8) Omega loop forming pliers

3) 결찰, 치간 이개용 겸자(Ligaturing pliers)

(1) Howe's plier
(2) hemostat 또는 Mathew pliers
(3) Ligature tying plier
(4) Ligature directer(tucker)
(5) Elastic rubber separating plier

4) 선 절단용 겸자(Wire cutting plier)

(1) Pin & Ligature cutter
(2) Distal end Cutter
(3) Hard wire cutter

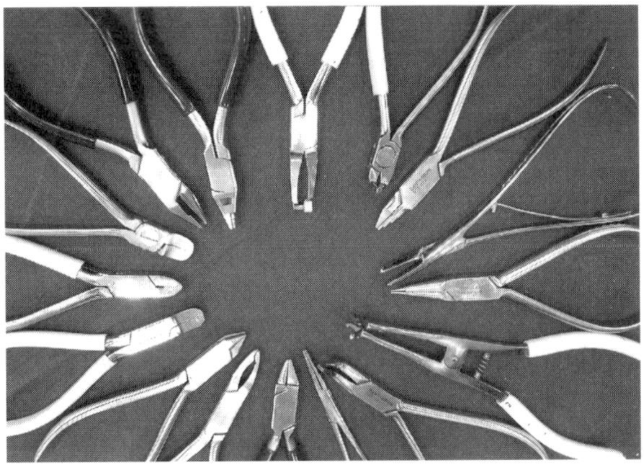

그림 12-4. 각종 교정용 pliers

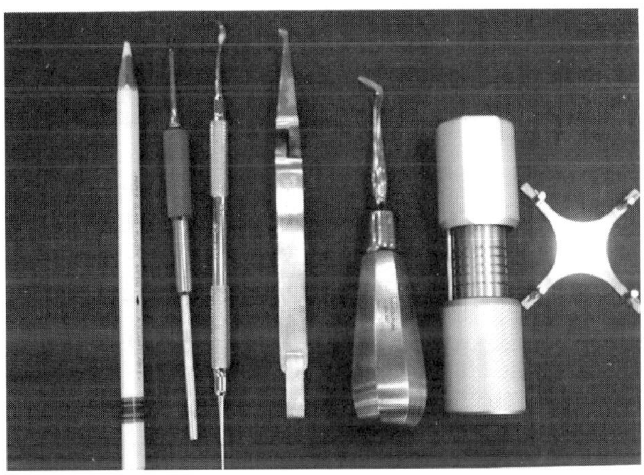

그림12-5. 좌로부터 Marking pencil, bendback instrument, Ligature tucker& scaler, Bracket tweezer, Band pusher, Arch former, Bracket positioning gauge

5) 기타 기구들

(1) Spot welder

(2) Bracket positioning gauge(bracket positioner)

(3) Arch former(Edgewise torquing turret)

(4) Bracket tweezer

(5) Spot welder

2. 교정용 wire

1) 형태에 따른 Wire의 분류류

(1) Round wire(단면이 둥근 wire)

① 0.014" 0.016" 0.018"는 주호선에 사용함
직경이 0.010" 인 light wire는 보조 호선에 사용함

② 직경이 0.032"~0.036"인 wire는 설측호선(lingual arch)이나 횡구개호선(tran-spalatal arch)에 사용함

(2) 각형호선

전치의 토오크 조절, 치근의 평행조절, 악궁형태의 조화, 악궁의 전·후방 관계의 과수정 등에 사용한다.

Rectangular wire(단면이 직사각형인 wire)
0.016"×0.018", 0.016"×0.022", 0.018"×0.025"
Square wire(단면이 정사각형인 wire)
0.016"×0.016",

(3) Twist wire(Multistranded wire) 여러 가닥의 강선재를 꼬아 만든 wire로 유연성이 좋아 치료초기 배열과 레벨링 단계에서 사용하는데 0.0175"가 주로 이용된다.

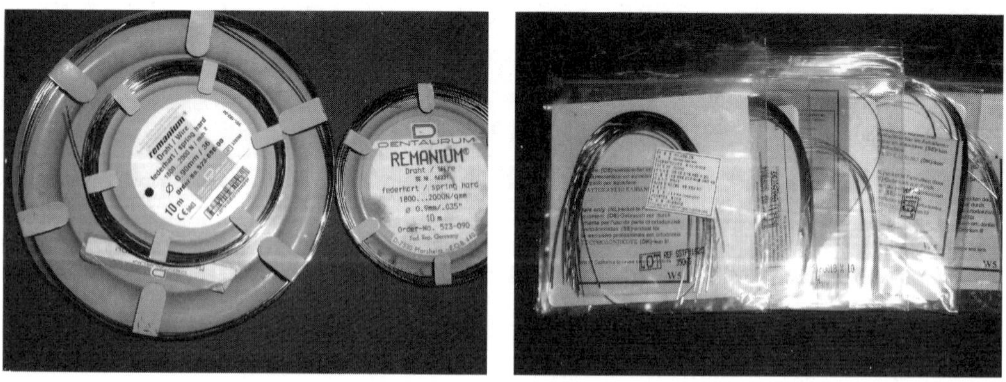

그림 12-6. Roll wire(좌) 각종 Arch wire(우)

2) 재료에 따른Wire의 분류

(1) Stainless-steel wire

성형성과 견성이 좋고 탄성이 낮다. 치료 후기 단계에 사용

(2) Elgiloy(CO－CR)wire

강도는 약하나 탄성이 우수하며 구부리기 쉽다.

① Red : 탄성이 제일 강하며 예리한 굴곡이 필요치 않은 경우 간단한 leveling, 쌍선 호선 장치용

② Green : Red보다 탄성이 적다. Light wire로 사용

③ Yellow : Green보다 탄성이 적다. Light wire와 Edge wire법사용. 설측호선 장치나 상교정장치에도 이용된다.

④ Blue : 4종류 중 최저의 탄성. 복잡한 굴곡이 필요한 경우에 적합하다.

(3) TMA(Titanium Molybdenum Alloy)

스테인레스강과 니켈티타늄의 중간정도의 성질을 갖고 열처리가 필요 없다.

(4) 니켈티타늄(NiTi) 호선

형상기억합금으로 강도가 약하나 탄성이 우수하여 영구변형이 거의 일어나지 않으며 초기탄성을 가지고 있어 초기배열과 레베링단계에 사용한다.

(5) Australian wire(= Kangaroo wire)

변형에 대한 저항성이 크고 오랜 기간 탄성을 유지하는 특성이 있다.

3. Band

고정치아, 피이동치아에 장착되고 치아이동용 각종부착물을 부착시키는 것으로 교정처치의 기본이다.

1) Roll Band의 크기

(1) 전치용 : 두께 0.003"~ 0.004", 폭 0.125"~0.150"

(2) 대, 소구치용 : 두께 0.004"~0.006", 폭 0.150"~0.180"

2) Band의 종류

(1) Roll band

Roll로 둘둘 말려 있는 것으로 조작하기가 불편하나 경제적이라는 측면에서 많이 사용되고 있다. band forming pliers로 치아외형에 맞추어 welding하여 완성한다.

(2) Precontoured band

Band를 6~7cm의 길이로 잘라서 치아에 맞는 contour를 준 band로서 contouring하는 조작과정이 필요 없다.

(3) Seamless band(Preformed band) 기성제품

완전한 기성제품으로서 치아에 따라 각기 모양이 다르며 여러 가지 크기가 있어 적당한 것을 골라 쓴다. 현재는 이것을 많이 사용하는 추세다.

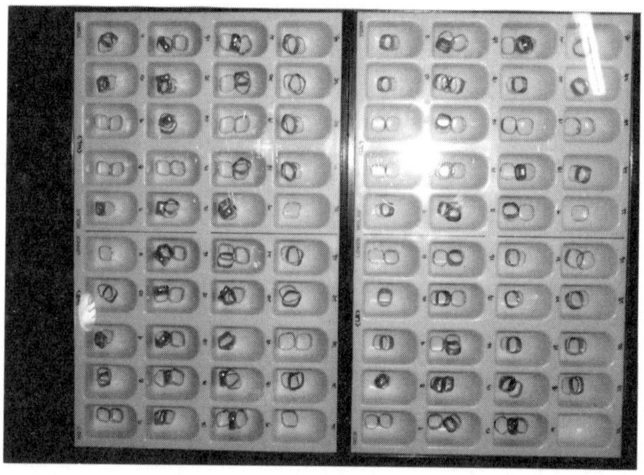

그림 12-7. 기성품 밴드-치아크기에 맞춰 선택한다.

4. Bracket 종류

Bracket는 주선(Main arch)을 유지시키는 장치로서 band나 치아에 부착된다. 호선(arch wire)이 삽입되는 슬롯과 결찰하기위한 Tie wing, 치면에 부착되는 베이스로 이루어져 있다. 슬롯의 폭은 0.018", (0.018×0.022") 0.022"(0.022"×0.028")가 흔히 사용된다.

1) 재료에 따른 분류

(1) 금속 브라켓

가장 많이 사용하는 브라켓으로 비심미적이나 견고하고 이동이 힘의 전달이 분명하다.

DBS용 브라켓은 베이스에 mesh로 처리되어 접착력을 높인다.

(2) 세라믹 브라켓

심미적이고 금속 브라켓처럼 정확한 각도의 슬롯으로 되어 있다. 하지만 파절이 생길 수 있으며 호선과 마찰저항이 크고 제거 시 법랑질 손상을 가져올 수 있다.

(3) 프라스틱 브라켓

Polycarbonate로 만들어져 있고 슬롯부위는 금속으로 되어있다. 마모가 잘되며 특히 윙부위가 쉽게 마모되고 변색을 초래 할 수 있다.

2) 사용빈도가 많은 브라켓

(1) Edgewise bracket

Rectangular wire와 브라켓은 3차원적인 이동, 즉 회전운동, 경사이동, 상하이동, 비틀림 등의 이동이 가능하다.

(2) Straight wire appliance bracket(Dr Roth prescription bracket)

Dr Andrews가 우수한 교합을 가진 120명의 석고모형에서 치관의 형태, 치관의 경사도, 인접치와의 관계 등 유사점을 발견하여 이 유사성을 브라켓에 부여하여 표준형 엣지와이이즈 브라켓은 호선을 구부려야 하지만 SWA브라켓에서는 호선의 구부림 없이 반듯한 호선을 삽입하면 원하는 치아이동을 할 수 있도록 개발하였고 Dr Andrews개념을 바탕으로 Dr Roth gnathologic concept을 부여하여 만든 SWA브라켓을 널리 사용하고 있다.

현재 Edgewise bracket보다 점점 SWA bracket를 선호하는 추세다.

(3) Lingual bracket

설측교정에 사용하는 bracket로 장착시 이불감과 약간의 발음장애를 일으킬 수 있지만 외부에서 보이지 않기 때문에 심미적이다. Fujita bracket과 Ormco bracket이 있다. Fugita bracket는 슬롯이 0.018×0.018" 크기로 수직슬롯이 있고 Ormco bracket은 0.018×0.025의 수평슬롯만 있다.

5. Tube(Buccal tube)

Band나 치아에 부착하며 주선을 유지시켜 주는 tube이다.

1) Round tube

설측호선장치, 순측호선장치, Begg법 등 호선을 응용하는 모든 장치에 사용된다.

2) Edgewise buccal tube

Tube의 형태는 직사각형이다.

보통 0.017"×0.025", 0.045"×0.051", 0.022"×0.028" 등이다.

3) Tube의 종류

(1) Single buccal tube – 주호선만 사용하는 제2대구치에 사용

(2) Double buccal tube–상악에서 악외 고정장치나 하악에서 Lip bumper에 사용된다.

(3) Convertable twin tube – 주호선과 보조호선을 사용할 때 사용

(4) Convertable triple tube – 상악에서 헤드기어나 보조호선, 스프링을 사용할 수 있지만 부피가 큰 단점이 있다.

6. 고무줄(Latex elastics, Rubber ring)

악내, 악외, 악간고무가 있다. 대개 4~5일 간격으로 고무를 교환하는 것이 좋으며 악간에 고무의 강도는 50~80g(2~30once) 정도이다.

두께에 따라 light, medium, heavy 등이 있다.

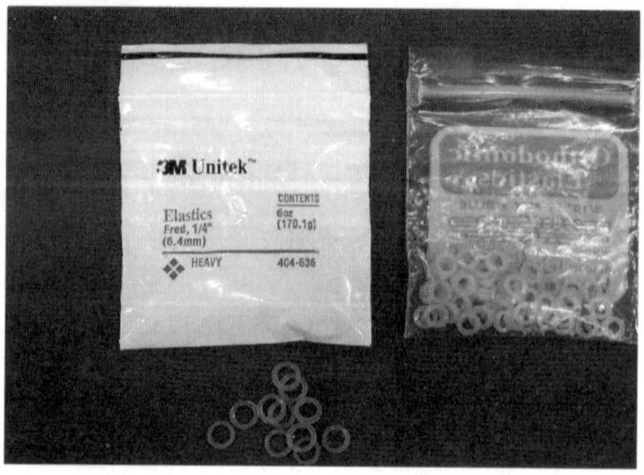

그림 12-8. latex elastics(고무줄)

7. 체인고무줄(Power chain)

합성고무로 탄성이 좋으며 hook이나 bracket wing에 걸어 치아이동이나 space closure에 이용한다.

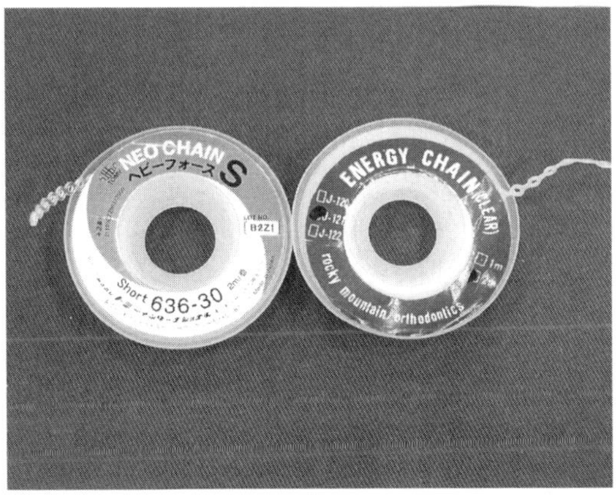

그림 12-9. Power chain

8. Resin

상교정장치, 기능적 악교정장치 등에 주로 사용된다. 주로 methyl methacrylate가 사용된다.

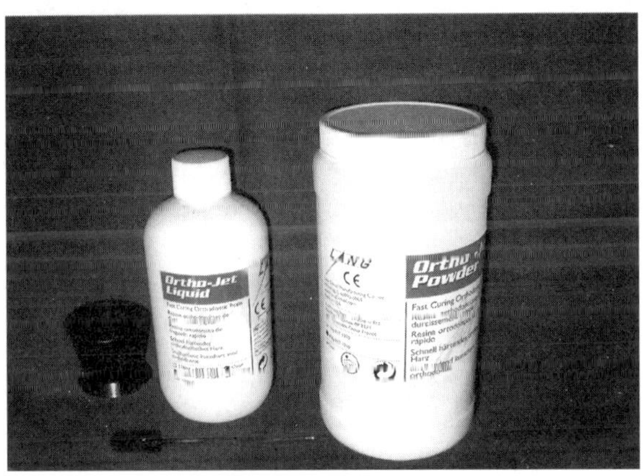

그림 12-10. 교정용 레진, 다양한 color가 있고 대부분 투명하다.

9. 기타 보조적인 교정용 재료

1) 악외교정장치에 사용되는 재료
   Neck band, face bow, chin cap
2) 쌍선호선장치에 사용되는 재료
   End tube
3) Begg법에 사용되는 재료
   Uprighting spring, lock pin, eyelet, lingual button
4) 설측호선장치에 사용되는 재료
   Half round wire, half round tube
5) 상교정장치에 사용되는 재료
   Ball clasp, adamps clasp, expansion screw
6) Coil spring
   Open coil spring, closed coil spring
7) Sliding hook
8) Elastic thread
9) Solder
10) Flux
11) Elastic

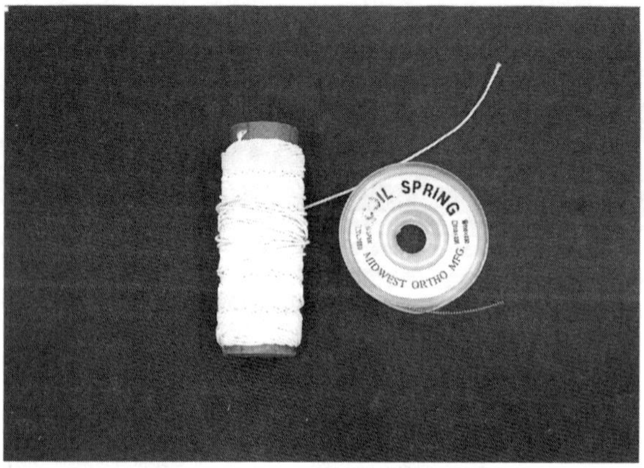

그림 12-11. Elastic thread 와 Open coil spring

Ⅷ. 고정식 장치(Fixed appliance)

Wire, band, bracket 등을 이용하여 교정장치를 직접 치아에 부착하는 방법

1. 치간이개(Separation)

1) Maxian elastic separator

(1) 목적

point-contact된 상태에서 즉시 치간이개를 해서, 그 자리에서 band cemeting 할 때 쓰인다.

(2) 방법

Howe's plier 두 개를 사용하여 양쪽 기둥 같은 곳을 잡고, 길게 늘여서 치간에 강제로 넣는 방법으로 즉시 치간이개를 해서 밴드를 삽입하고자 할 때 사용된다.

2) Elastic Separator(Elastomeric separator)

(1) 목 적

rubber ring을 치간이 끼워서 고무가 수축되는 힘에 의해서 치간이 서서히 벌어지게 하는 것으로서, 보통 point-contact된 상태에 routine으로 쓰인다.

(2) 방 법

일단 elastic separator instrument로 늘이면 두 줄이 되는데 치간에 대고 강제로 한줄만 통과시키고 instrument을 빼면 치간에 ring이 끼워진다. 수일 내에 목적을 쉽게 달성하며 그 이상은 치근막에 무리를 준다.

3) Brass separating wire(황동선)

(1) 목 적

치간에 rubber ring 같은 것을 강제로 끼울 수 없을 때 특히 surface contact이 되어 있을 시 일차적으로 치아를 loose하게 하여 이개 된다.

(2) 방 법

0.020" 또는 0.015" brass wire를 구부려서 interdental space로 통과시켜서 두 끝을 holder로 잡고 빙글빙글 돌려서 twisting 시킨 후 2mm 정도의 tag를 남겨 cut 하고 치간내로 구부려 넣는다. 대개 5~7일간 방치해 둔다.

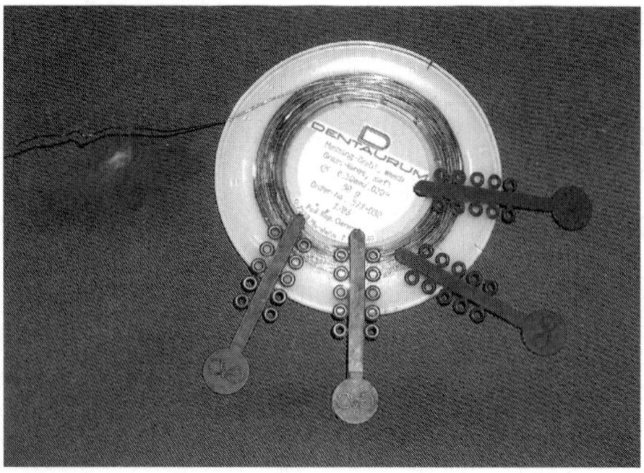

그림 12-12. Brass wire와 Elastic Separator

2. 밴드접합(Band adaptation)

구치부에도 D.B.S로 tube를 직접접착 할 수도 있지만 헤드기어나 횡구개호선을 사용하여 강한 교정력이 요구되는 경우 밴드를 사용한다.

1) 준비물

러버컵, 퍼미스, 밴드 세트, 밴드용 시멘트, 밴드 푸셔, 밴드제거 플라이어, 밴드 어댑터, 밴드 컨튜어링 플라이어, 웰더, 튜브, 광조사기(광중합형 시멘트를 사용할 경우), 샌드블라스트

2) 밴드접합과정

(1) 치간이개 장치물 제거

(2) 치아세정

(3) 알맞은 밴드선택

기성품을 이용할 때는 크기 선택

Roll band를 치아에 맞게 잘라서 band forming plier로 구강내에서 직접제작

(4) 밴드에 튜브 납착

Band상에 bracket positioner로tube의 위치를 line으로 표시하여 spot welder & solder로 납착함

(5) 밴드내면의 브라스팅(마이크로 에쳐이용)

(6) 치아세척건조 및 격리방습
(7) 밴드내면에 치은 절반정도 세멘을 채운다
(8) 밴드푸셔 등을 이용하여 밴드를 치아에 장착
(9) 10분간 방습하에서 경화를 기다림
(10) 과잉 시멘트제거
(11) 교합점검 및 후크점검

3. bracket의 위치(Bracket position)

1) Horizontal line

Horizontal line절치의 절단연과 구치의 교두정에서 bracket slot의 incisal edge까지의 거리를 계측한다.

Bracket positioner를 이용하여 다음과 같은 높이로 line을 긋는다(bracket position은 대합치와의 관계나 적용하는 technique에 따라 다르게 한다).

(1) SWA bracket position

임상적 치관에서 수직축인 Facial axis of the clinical crown(FACC)은 전치와 소구치는 가장 풍융한 융선에 형성되고 구치부에서는 치관협면구에 형성된다. 이 FACC상에서 중앙점인 Facial axis point(FA point)에 bracket base의 중점이 위치하도록 부착한다.

한국인의 상하악 치아의 적절한 bracket거리(mm)

	중절치	측절치	견치	제1소구치	제2소구치	제1대구치	제2대구치
상악	3.5	3.0	3.5	3.5	3.0	2.5	1.5
하악	3.5	3.5	4.0	4.0	3.5	3.0	3.5

(2) Tweed의 bracket position

5431	1345
54321	12345

절연 및 교두정에서 3.5mm

2 | 2

절연에서 3.0mm

76 | 67
76 | 67

교두정에서 치관(고) 중앙 1/3 교합면측 경계선

(3) Boone bracket position

6541 | 1456
7654 | 4567

절연 및 교두정에서 4.5mm

2 | 2

절연에서 4.0mm

3 | 3

첨두에서 5.0mm

21 | 12

절연에서 4.0mm

2) Vertical line

(1) Incisors

근, 원심폭경의 중앙에서 치관의 장축에 일치되게 표시

Cuspids, premolars : 최대풍융부에서 치관의 장축에 일치되게 표시

(2) Molars

상악 buccal groove, 하악 mesiobuccal groove에 이용

3) Bracket inclination

표준형 엣지와이즈 브라켓은 슬롯이 경사되어 있지 않지만 SWA 브라켓은 베이스 경사가 부여되어 있어 직선 호선 와이어 삽입만으로 inclination이 된다.

4) Bracket in-out

접촉점에서 순면까지 거리가 치아마다 다르므로 이 차이를 보상하기 위하여 표준형 브라켓은 호선의 구부림(first order bend)으로 보상하지만 SWA bracket는 브라켓 두께를 달리하여 해결하므로 직선 호선을 삽입하면 저절로 해결된다.

4. 브라켓 직접접착

1) 직접접착법(Direct Bonding System, DBS)

(1) 치면세마(oral prophylaxis)
작은 브러쉬나 rubber cup으로 세척제(fine pumice)를 사용하여 치아표면을 깨끗이 세척한다.

(2) 격리, 건조

(3) 부식(Etching)
37% 인산용액(Etchant)을 이용하여 약 20~30초간 부착부위만 부식

(4) 수세(Rinsing)

(5) 건조(Dry)
리트렉터와 거즈를 이용하여 치아가 타액에 오염되지 않도록 한다.

(6) Primer(경화촉진재) 바르기
부식된 치면과 브라켓 베이스에도 프라이머를 얇게 바른다. 광중합 레진접착재일 경우는 10초간 광중합한다.

(7) 브라켓 위치시킴
트위져(tweezer)로 브라켓을 잡고 bracket base에 레진시멘트를 바른 후 알맞은 위치에 부착한다. 과도한 레진시멘트를 제거하고 약 5분간 기다리거나 광중합 레진시멘트는 30초간 광중합한다.

2) 간접접착법

Straight wire appliance와 lingual appliance가 보편화 되면서 브라켓 위치가 더욱 중요하게 되었다. 모델상에서 수용성 접착제로 가착하여 실리콘트레이에 브라켓이 부착된상태에서 구강내로 옮겨 접착시키는 간접접착법은 정확한 위치에 부착시킬 수 있는 장점이 있지만 시간과 비용이 많이 드는 단점이 있다. 수용성접착제 대신 이중전색제를 이용하는 방법도있다.

5. Ligating

1) 목 적

Main arch wire와 bracket을 매주는 것으로써 wire에서 발생하는 force가 치아에 전달되도록 해주게 된다.

2) 준비물

ligature tying pliers 또는 hemostat, ligature tucker나 밴드 푸셔, pin& ligature cutter, ligature wire, O ring(elastic module)

3) 방 법

(1) 결찰 와이어(ligature wire)를 사용하는 경우

① 미리 꼬여진 끝 부위를 잡고 한쪽 윙부터 건다.
② 다른 쪽 윙까지 걸어 hemostat나 ligature plier로 돌려 wire가 균일하게 꼬이도록 감는다.
③ 3~5mm의 여유를 두고 핀 커터로 결찰 와이어를 자른다.
④ 터커나 밴드 푸셔로 치간사이로 밀어 넣는다.
⑤ 입술이나 협점막이 찔리지 않는지 손으로 만져보고 확인한다.

(2) O ring을 사용하는 경우

느슨하게 결찰 힘이 약해서 주로 초기 leveling시에 사용한다.
Hemostat나 O ring전용 pliers로 취급한다.

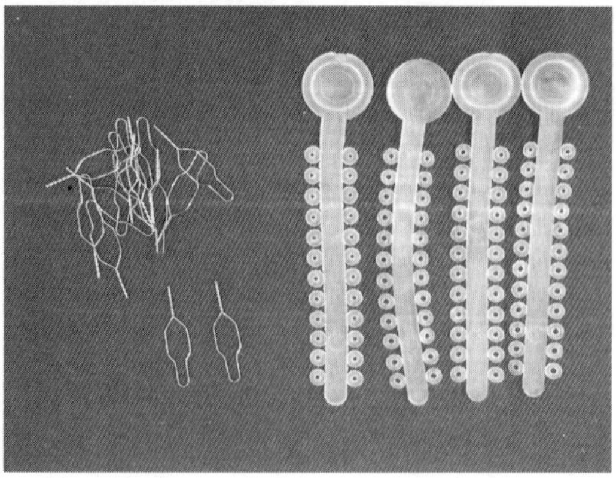

그림 12-13. ligature wire와 O ring

① O ring을 하나 떼어서 신장시킨 후 즉시 윙에 건다.
② 장기간 사용하면 변색되거나 결찰 힘이 약해서 탈락하는 단점이 있다.
③ 빨강, 파랑, 녹색 등 색이 다양하여 어린이 취향에 맞도록 선택이 가능하다.

6. 밴드와 브라켓 제거(Debonding)

1) 준비물

band removing pliers, bracket removing pliers, 연마용 bur, pumice, 로빈손 브러쉬, 러버컵, 스케 일러.

2) 방법

① 밴드제거 플라이어의 프라스틱 쪽 끝을 교합면에 대고 다른 날 부위를 밴드에 걸리게 하여 제거한다. 이때 치관손상에 주의한다.
② 남은 시멘트는 초음파 스케일러로 제거하고 치면을 연마한다.
③ 브라켓 제거 플라이어로 브라켓을 잡고 왼손으로 치아를 누르면서 조심히 제거하고 남은 시멘트는 저속 bur로 제거하고 러버컵에 퍼미스를 묻혀 연마한다. 이때 법랑질에 손상이 가지 않도록 주의한다.

Ⅸ. 가철식 장치(Removeable appliance)

1) Active plate의 구성

가철성 교정장치의 labial bow clasp나 기타 부속물들을 유지시켜 주는 것으로 대개 resin으로 구성된다.

(1) active plate는 3개의 기본적인 구성물로 구성된다.

① active elements
② labial wire
③ springs
④ screws
⑤ elastics

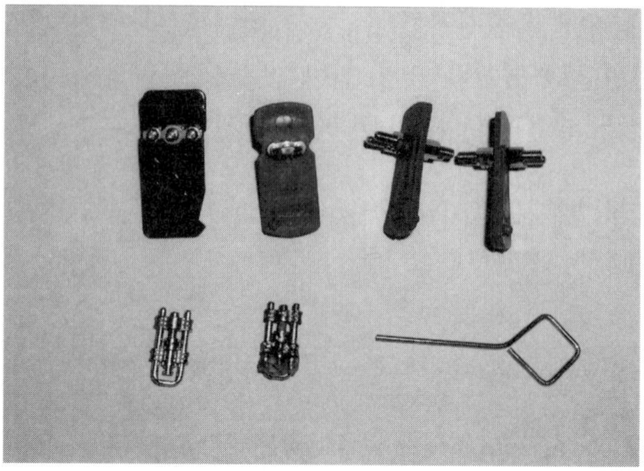

그림 12-14. screw - 주로 치열궁 확대장치에 사용한다.

(2) Active plate의 목적

① 모든 working parts(labial bow, clasp, screw 등)를 부착
② anchorage 역할
③ 특수한 경우 자체가 active part가 된다.

2) Bite plate

혼합치열시기에서 excessive overbite인 경우, bruxism을 해결하고자 할 때

3) Inclined plane

전치부의 cross-bite, excessive overbite의 교정을 위해 사용된다.

주의사항

① 장착기간은 3주 이상을 초과하지 않는다(구치부의 정출을 유도하여 open bite가 되기 때문이다).
② 식사는 유동식으로 한다.
③ 상악전치가 resin면에 균일하게 닿게 하며 한 치아에 무리한 force가 가지 않게 한다.
④ 어린이들의 경우 장치를 잘 끼지 않으면 치아에 cementation한다.

4) Vestibular & oral screen

Thumb-sucking, lip biting & tongue thrust mouth breathing시 사용된다. Acrylic resin으로 직접 만들어서 사용한다.

5) Lip bumper(Plumper)

Hyperactive mentalis muscle의 control에 사용(주로 하악 arch에 사용)

6) Tongue crib & palatal crib

Tongue thrusting, thumb sucking으로 인한 openbite와 habit control시에 사용한다.

7) Chin cap

Class Ⅲ malocclusion시 young child에서 효과적이기 때문에 puberty가 끝나기 전까지 사용하는 것이 좋다.

(1) Chin cap은 적어도 하루에 12~14시간 동안 사용해야 하며 force magnitude는 2~3 pounds 정도여야 한다.

(2) 재료 - plastic chin cap : 다양하므로 사용하기가 쉽다.
Metal chin cap : soft tissue or talcum powder lining

8) Activator

ClassⅡ, DivⅠ, DivⅡ, ClassⅢ, Openbite 등의 correction에 이용된다. 성장의 자극이 필요한 모든 case에 적용된다. 근육의 작용에 의해 발휘되는 힘을 교정력으로 전환시켜 상악전돌 및 하악전돌의 상태개선에 이용하며 혼합치열 및 초기영구치열이 효과적인 교정장치이다.

9) Tooth positioner

Openbite malocclusion이 있던 환자의 경우. 교정 장치 제거 후 positioner를 계속 사용함으로써 정상적인 overbite 관계를 유지하는데 도움이 된다. 탄성재를 이용하여 제작하며 부피가 커서 장기간 장착은 불편하다.

10) Space maintainer

유치열과 혼합치열기에 일어나는 조기상실이나 결손에 의해 나타나는 원심적인 공간의 폐쇄 및 수직적 공간의 폐쇄를 방치하기 위하여 보정기간동안 공간을 유지할 목적이다.

11) Canine retractor

ClassⅠ, malocclusion, bimaxillary protrusion, ClassⅡ DivⅠ 등에서 제1소구치 발치와 canine distal driving에 사용한다.

12) Bionate

1950년에 Balters가 고안한장치로 Activator를 변형시킨 장치다. 구강 외부근육과 혀사이의 근육간 평형을 유도하여 부정교합을 치료하는 것이다. standard appliance는 Ⅱ급1류 부정교합중 하악골이 후방위치되고 상악절치가 순측경사되어 있으며 악궁이 잘 발달된 혼합치열기에 효과적이다. 또한 습관성 Open bite에 효과적이다. 하악전치가 순측 경사된Ⅱ급 부정교합은 효과적이지 못하다. Ⅲ급 부정교합은 Reversed Appliance에 사용한다.

13) Functional Regulator

(1) 작용원리

Frankel이 고안한 장치로 정형외과적인 원리로 잘못된 근육운동을 정상적인 근육운동을 통하여 교합을 치료한다. 치아와 치조골에 작용하는 입술이나 뺨으로부터의 근육력을 protective shell로 차단함으로써 functional space 때문에 혀에 의하여 악궁과 치조골은 확대되어 부정교합이 치료되는데 하악골이 원래의 위치로 돌아가려하면 lingual acrylic pad가 설측 점막과 접촉하여 악골이 다시 전방으로 위치하게 한다. 이러한 이유로 유구치의 notching이나 치간이개에 의하여 장치를 상악에 장착하는 것을 원칙으로 한다.

(2) 종 류

① FR Ⅰ- Ⅱ급 1류 부정교합과 총생에 사용

② FR Ⅱ- Ⅱ급 2류 부정교합에 사용하며 상악전치의 치축 경사를 바꾸고 수직고경을 증가시켜 하악골의 전방발육을 촉진한다. 근래에는 모든Ⅱ급 부정교합에서 FR Ⅱ를 사용하는 추세다.

③ FR Ⅲ - Ⅲ 급 부정교합에 사용하며 lip pad의 위치가 상악 전치부에 있다.
FR Ⅲ - Ⅲ 급 부정교합에 사용하며 lip pad의 위치가 상악 전치부에 있다.

④ FR Ⅳ - 개방교합과 양악 전돌증에 사용된다.

(3) 치료시기

연조직과 경조직이 왕성한 7~8세 정도 즉, 하악 측절치가 맹출하는 시기가 제일 좋다. 개방 교합이나 Ⅲ급 부정교합은 좀더 일찍 제 1대구치가 맹출하는 시기에 치료하는 것이 적절하다.

(4) 치료기간

1.5년~2년 정도, 보정은 2년 정도가 필요하다.

제13장 임플란트(Dental Implant)

치과 임플란트학의 역사는 다른 치의학에 비하여 짧지만, 시술방법과 매식체 종류가 다양하고 하루가 다르게 발전을 거듭하는 빠른 진행형의 학문으로서 보편적이고 표준적인 기준을 정하기 어려운 학문이다. 몇몇 역사가 깊은 임플란트 시스템을 제외하곤 충분한 임상 테이터도 없는 형편이고 다만 제조회사의 임상실험 결과만 의존하는 실정이다. 현재도 새로유 임프란트가 출시되고 슬그머니 사라 기도해 선택에 신중해야한다. 외형만 유명 임플란트를 copy한 임플란트도 많아 어쩌면 임플란트의 난립시대라고 해도 과언이 아니다. 한때는 자기회사제품만이 최고라며 타제품의 근거 없는 비방도 흔하게 들어 보았다. 임플란트 자체가 우리 인체에 얼마 까지 잔존해야 성공으로 보는 견해도 자신들의 임의적인 상상에 의한 주장에 불과하다. 하지만 부분무치악에서는 자연치를 삭제할 필요가 없고, 국소의치나 총의치를 고정성의치로 변환시킬 수 있는 획기적인 방법임에는 틀림이 없다. 또한 다른 술식에 비하여 경제적인 부가가치 창출로 치과경영에 중요한 비중으로 인해 최근 치의학 세미나의 80% 이상이 임플란트에 관계된 것이라 해도 과언이 아니다. 이런 면에서 보면 임플란트의 전성시대인지도 모른다. 한편으로 임플란트를 과신한 나머지 자연치를 소홀히 하는 경향이 없지 않아 치주학이나 보존학적인 학문을 바탕으로 자연치 살리기 운동도 서서히 힘을 얻고 있다. 결론적으로 어쩌면 불확실한 임플란트시대 인지도 모르지만 보편회 되었다는 건 틀림없는 사실이다.

이장에서는 광범위하고 난해하지만, 여러 방법을 간략하게 정리하고 치과 위생사가 실습하는데 최소한의 지식을 기술해본다.

치위생사 실습 목표

- 임플란트 종류와 system을 숙지한다
- 수술준비 및 저치
- 임플란트 식립수술 전 과정을 이해한다
- 수술 후 기구관리

- 환자에게 수술 후 주의사항을 설명한다.
- 임플란트 보철과정을 이해한다.
- 임플란트 유지관리에 대하여 숙지한다.

Ⅰ. 임플란트 종류와 system

Dental Implant(치과 임플란트)란 치조골 또는 악골내에 생체 친화적인 매식체를 넣어서 교합력을 부담함으로써 자연치와 같은 역할과 기능을 하게 하는 것이다(그림 13-1). 약 30여년 전 스웨덴의 Branemark 교수에 의하여 osseointegration(골유착)의 개념이 소개 확립되면서 치과 임플란트가 개발되어 왔다. 치아가 상실되었을 때 인접치아를 지대치로 사용하기 위하여 삭제를 하여 그로 인하여 이차우식증, 치주병, 교합변화를 야기하는 부작용이 있어왔다. 치아 상실이 많은 부분무치악인 경우도 국소의치를 장착 했을 시 과도한 삭제나 교합력의 부담으로 지대치의 상실이나 치주병 유발, 연결장치의 파손, 이물감이나 착탈에 따른 불편감이 발생하는 것도 사실이다. 무치악 환자의 총의치도 역시 의치탈락이나 점막손상, 과도한 골 흡수등 문제점이 많이 나타난다. 이와 같은 치아 결손에 따른 문제점을 해결할 수 있는 방법이 치과 임플란트라고 해도 과장이 아니다.

치과 임플란트가 고안되고 연구되기 시작한 것은 1930년대다. 플라스틱, 스텐레스, 탄탈룸 등 다양한 재료로 나사형, 나선형, 원주형, 날형(bladetype), 닻형(anker type) 이 소개되었지만 titanium(티타늄) 재료를 사용한 것은 1961년 Chercheve가 개발한 나선형(spiral type)이 최초다. 현재 주로 사용되고 있는 나선형(screw type)의 임플란트는 Branemark이 티타늄이 골과 직접 유착되는 것을 osseointegration(골유착)이라 명명하고 1965년 개발하여 임상에 적용하기 시작하였다.

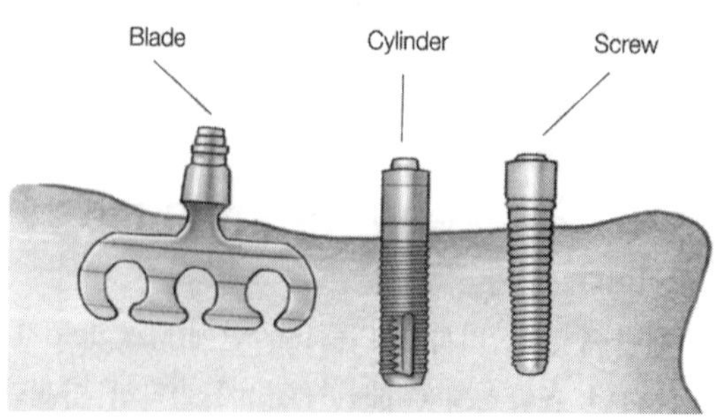

그림 13-1. 임플란트 구조

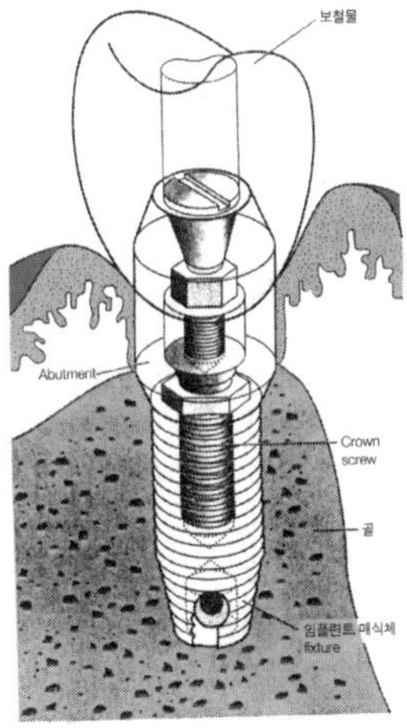

그림 13-2. fixture의 가장 기본적인 형태

1) 형태적인 분류(그림 13-2)

(1) 나사형 임플란트 : 대부분의 임플란트가 여기에 해당되고 점점 taper되어 치근 형태로 가는 경향이다.

(2) 원통형 임플란트 : (예) Endopore)

(3) 칼날형 임플란트 : 현재는 blade type은 거의 사용되지 않는다.

2) 수술방법에 따른 분류

(1) 1회 법(one stage procedure, submerged type)

임플란트를 식립할 때 상부 머리부위가 치은을 관통하여 cover screw(덮개나사)를 치은 밖으로 미리 노출시켜 2차 수술이 필요 없다.

① 장 점

- 수술 횟수가 줄어든다.
- 수술 후 합병증이 적다.
- 연조직 손상이 적고 각화치은을 보존 할 수 있다.
- 치조골 흡수가 적다.
- 치태관리가 용이하여 구강위생관리가 쉽다.
- 지대주(abutment)와 임플란트 간의 나사풀림이 적다.
- 임플란트와 지대주 간의 비율이 유리하다.

② 단 점

- 임플란트 fixture가 치은 연상으로 노출되기 쉬워 전치부에서 심미적으로 불리하다
- 골이식이나 골유도술과 병행하면 예후가 불량하다.
- 수직공간이 부족한 경우엔 지대주가 짧아져 금관제작이 어렵다.

(2) 2회 법(two stage procedure, non submerged type)

① 장 점

- 치유기간에 감염이 적고 골유도재생술과 골이식술의 병용이 가능하다.
- 보철물 변연을 치은 연하제작이 쉽고 지대주의 각도 조절이 용이해 심미적인 상부구조가 가능하다.

② 단 점

- 치조골 흡수가 제 1 나사선 까지 일어난다.
- 치조골 흡수가 심한 경우 임플란트와 치관 비가 불리하여 예후가 좋지 않을 수 있다.
- 각화 치은이 부족해 질 수 있다.

3) 표면처리에 따른 분류

(1) smooth surface : 고전적 표면

(2) TPS(Titanium Plasma Powder) coating : 초기 골유착이 좋으나 노출되면 plaque부착이 쉽고 cleaning이 어려움

(3) HA coating : 표면적이 넓고 초기 골유착이 유리하나 여러 단점으로 사용빈도 감소

(4) Blasting : 5um 이하의 매우 거친 표면

(5) Blasting & Acid etching : 2um 전후로 soft bone에 사용 가능

(6) Acid etching : 황산이나 염산과 같은 산성용액으로 부식시켜 smooth와 blasting의 중간정도 표면으로 홈을 만든다.

(7) SLA(Sand-blast Large grit Acid - etched) : sand blast에 의하여 macro의 거친 표면을 형성하고 etching에 의하여 micro의 표면으로 세포 활성화를 촉진한다.

(8) RBM(Resorbable Blast Media)

4) 상부구조 결합 방법에 따른 분류(그림 13-3, 그림 13-4)

(1) Internal type

abutment가 fixture의 중앙부에 삽입되는 형태로 대부분 1stage system에 주로 사용된다. 연결부가 8각형인 octagonal & morse taper connection type, 6각형인 hexagonal connection type 등이 있다. abutment돌려 fixture에 연결하는 방법과 Lock system이 있다.

(2) external type

주로 2 stage system과 screw로 abutment연결하는 system에 사용되는데 fixture 돌출부를 abutment가 감싸는 형태로 되어있다.

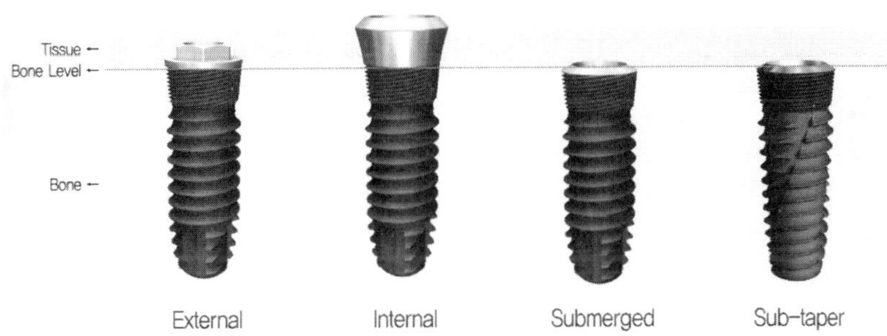

그림 13-3. ATLAS fixture의 External, Internal, Sub, Sub-taper type

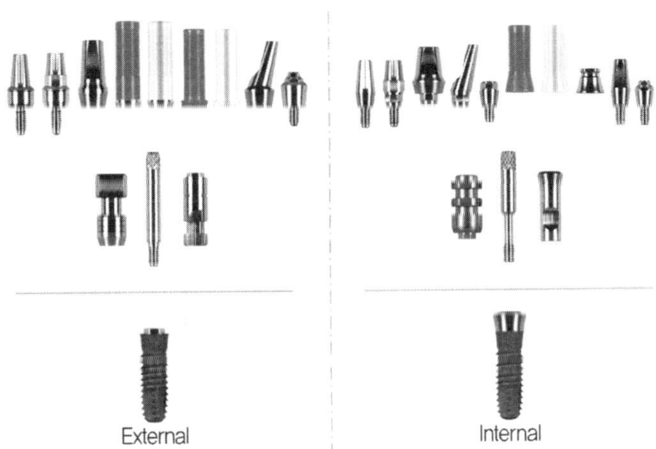

그림 13-4. Fixture에 알맞은 abutment, impression coping, lab analog

(3) sub type

내부에 octag홈을 가진 머리를 가진 fixture이지만 2회법인 submerged type이다(Cowell Medi 사의 ATLAS(submerged type).

(4) one body type

임플란트 Fixture와 abutment가 일체형으로 되어있다(NTR implant system).

5) 임플란트 상품 종류

임플란트 기종은 마치 자동차처럼 많은 회사에서 다양한 제품을 생산 시판하고 있다. 현재도 계속 새로운 제품이 출시되고 있고 또한 단점을 극복하지 못한 제품들은 퇴출되어 단종되고 있는 진행형이라 일일이 제품을 열거하기는 무척 어려운 일이다. 하지만 기본적으로 두루 많이 사용되고 있는 제품을 간략하게 열거 해본다. 임플란트 fixture(body)의 직경도 다양해 대략 3.5mm~8mm정도까지 있고 길이도 6mm~16mm, 외형도 cylinder type, toot form인 치근형, taper form 등 너무 다양하다. 더구나 하악 전치나 상악 측절치, 교정 후 치간 공간이 부족하거나 임시의치에 사용하는 직경이 직경이 1.5mm~3mm정도의 가는 mini implant까지 종류는 천차만별이다. 지대주(abutment)도 제품간에 호환성이 있기도 하지만 형태나 크기를 일률적으로 논할 수 없다. 마치 자동차이 크기와 모양을 분류하는 것처럼 난해하다. 하지만 시술병원에서 주로 사용하고 있는 제품은 완전히 숙지하고 수술에 임해야 할 것이다. 이전엔 수입산이 대부분이었지만 현재는 국산 임플란트도 수입산에 비해 아무 손색없이 우수하여 국산이용이 증가하고 있다.

(1) 국산 임플란트 시스템

① (주) 오스템 - USⅡ, Ⅲ fixture system, SS Ⅰ,Ⅱ,Ⅲ, fixture system
GS Ⅱ fixture system

② (주) 덴티움 - Implantium

③ (주) 네오바이오텍 - Neoplant implant system

④ (주) 코웰메디 - ATLAS

⑤ (주) 디오 - DIO implant system

⑥ (주) 워랜텍 - Oneplat system

(2) 수입산 임플란트 시스템

① Nobelbiocare(sweden) - Branemark, Replace tapered / straight
② Institut Straumann AG - ITI(Straumann Dental System)
③ Dentsply Friadent Gmbh - Ankylos, Frialit -2, XiVE/XiVE TG
④ Zimmer dental inc. U.S.A - SwissPlus implant system
⑤ Bicon Inc - Bicon Dental Implant system
⑥ Innova Corp - Endopore Implant
⑦ japan Medical Corp - POI Finafix system
⑧ Lifecore Biomedcal Inc - Renova
⑨ Astra Tech(Sweden) - Astra Tech Implat
⑩ 3i Inc-3i implant

Ⅱ. 수술준비 및 처치

1) 진단모형의 분석

(1) 환자의 진단모형 제작 - 모형분석 및 임플란트의 정확한 매식 위치를 가이드할 수술용 스텐트의 제작
(2) 방사선 사진 - 표준방사선 사진, 파노라마, 세팔로, digital imaging & C.T 등 구내사진(mouth photography)
(3) 임상병리검사-당뇨병, 급성간염, 심장병, 고혈압, 악성종양, 골조직질환 등

2) 장비 및 기구의 멸균

금속제 기구일 경우 건열멸균기는 180℃에서 40분간 소독하고 고압증기나 화학증기멸균기에서는 120℃에서 15lbs기압으로 20분간, 또는 121~124℃에서 16.5~9.5lbs기압으로 12분간 소독해야한다.

3) 수술실의 관리

무균상태를 유지하기위하여 전용수술실이 있으면 이상적이지만 없다면 최대한 오염물과 격리되도록 하며 바닥과 벽면은 알코올이나 다른 약제로 소독할 수 있도록 카페트나 커튼이 있어서는 안된다.

① 입실자 모두 cap과 mask를 착용한다.
② bracket table, 기구 놓는 테이블, 바닥, 벽, 의자 등은 70% 알콜로 소독한 후 멸균포 (drape)로 덮는다.
③ 수술등(무영등)은 알루미늄 foil과 drape를 감고 대략 수술부위로 향하게 조정해둔다.
④ vacuum hose는 멸균된 비닐포대로 피복한다.
⑤ suction tip은 titanium제나 프라스틱제가 좋다.
⑥ contra angle을 motor에 장착하고 멸균 비닐로 피복한다.

4) 수술에 필요한 임플란트 장비, 기구, 재료

(1) 임플란트 수술Kit 1조

대부분 전용Tray에 수술 순서대로 배열되어 있다. 각 회사마다 종류와 명칭이 조금씩 다르지만 대략 다음과 같다(그림 13-5, 6).

① 드릴 종류
round dill, pilot drill(twist drill), spiral drill, spade drill, guide drill, countersink drill, tap drill

② 기구류
rachet wrench, screw driver, depth gauge, paralleling pin, engine mount, drill extension, bone tap, should driver

(2) 임플란트 수술용 엔진과 임플란트 전용 Handpiece

(3) 기본기구

치과용 마취주사기, dental mirror, 티탄 핀셋, pincet(cotton plier), explorer, suction tip

(4) 외과기구

needle holder, hemostat(지혈겸자), tissue forcep(조직겸자), iris scissor 및 dean scissor, tissue retractor, towel clamps, periosteal elevator(골막기자), bone curette, bong rongeur, bone file, oschenbein chisel, mallet, blade(#15, #12, #10) and blade holder, sailne 주입용 30~50cc 주사기 및 주사바늘

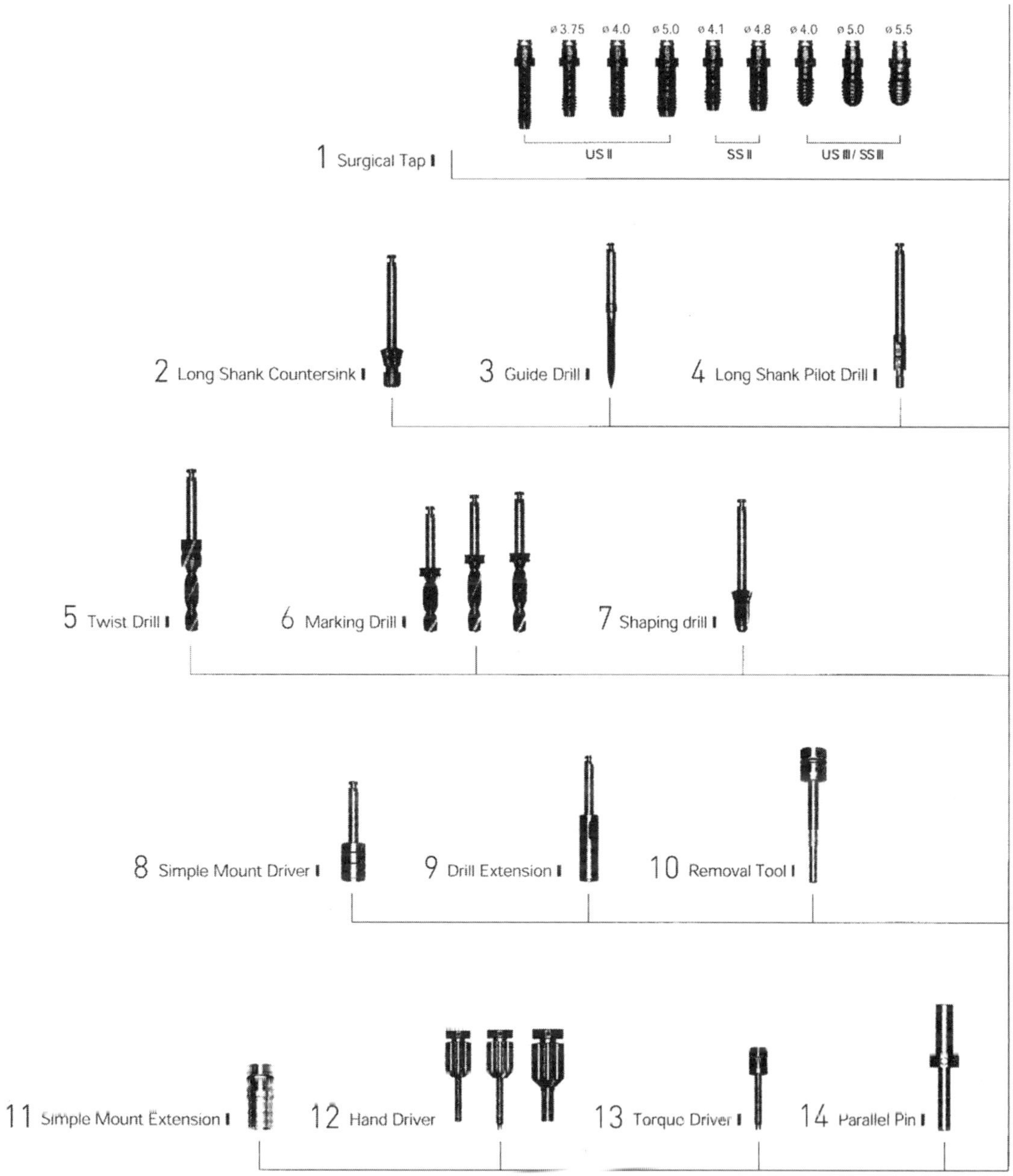

그림 13-5. Osstem kit

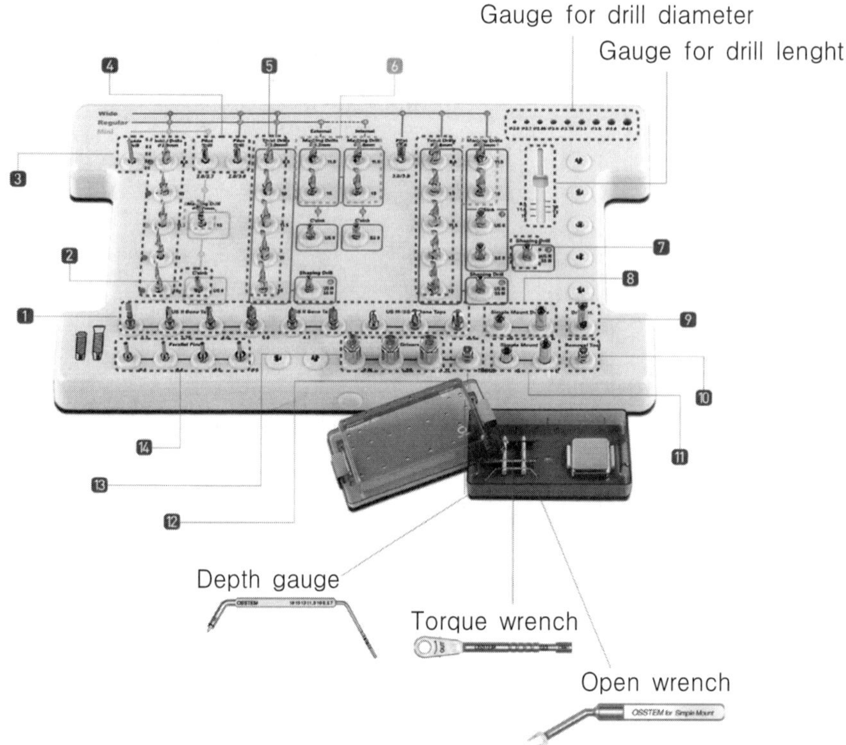

그림 13-6. 드릴, 기구류

(5) bone graft시 필요한 기구

trephine bur, bone collector,bone spreader,osteotome, dappen dish(bone well), 상악동 점막 박리자, bone syringe, bone crusher(bone mill)

(6) 골이식재

Bio-Oss, Bioplant, BBP

(7) 조직접착제

Tisseel(Fibrin sealant), Beriplast

(8) 차폐막(barrier membrane)

① 비흡수성 막 : titanium mesh, Gore-Tex, TefGen, Biobarrier

② 흡수성 막 : Colla-tape, CAPSET, Dexon, CollaCote, Resolt, Guidor
고압증기나 건열소독이 불가능한 플라스틱류, 주사바늘, 봉합침과 봉합사, 수술장갑 등은 1회용을 사용하는 것이 좋다.

5) 환자관리

① 수술 전에 남성은 수염을 깍도록 하고 여성은 립스틱 화장을 지우 도록한 후 비누로 세수를 하게한다.
② 수술복과 cap을 착용하도록 한다.
③ 0.12로 희석한 chlorhexidine gluconate로 입을 헹구게 한다.
④ 구강주위와 안면부위는 10% iodine think를 cotton에 묻혀 도포하고 건조를 기다린 후 알콜거즈로 닦아낸다.
⑤ 소공포가 코를 덮지 않도록 확인하고 전신 drape로 덮는다.

6) 술자의 손의 소독

수술복을 착용한 후 팔꿈치 까지 씻는 것이 중요하다.
① 흐르는 물에 손과 팔을 적신다.
② 손과 팔을 소독용비누루 손끝에서 팔꿈치끼지 1분간 씻는나.
③ 거품을 씻어낸다.
④ 멸균된 hand brush로 소독용비누로 손끝에서 팔꿈치까지 2분간 문지른다.
⑤ 물로 잘 헹군다.
⑥ 멸균된 수건으로 손끝부터 시작하여 팔꿈치까지 닦고 소독용 ethanol로 닦는다.
⑦ 수세가 끝나면 cap, mask, gown, 장갑을 착용하고 수술실로 들어간다.

7) 멸균 gown과 장갑의 착용법

① assistant가 멸균 가운의 포장을 개봉한다. 술자는 가운을 꺼낸다.
② 목 끈을 assistant에게 넘긴다. 소매에 손을 넣고 가운을 펼친다.
③ 허리끈을 묶고 가운을 고정한다.
④ assistant는 멸균 glove의 바깥포장을 열고 술자는 glove를 건네 받는다.
⑤ 한쪽 glove를 끼우고 접혀진 부위는 그대로 둔다.
⑥ 반대쪽 glove의 접혀진 안쪽으로 손을 넣고 접혀진 부위를 펴서 가운의 소매입구를 덮는다. 먼저 끼운 glove도 접힌 부위를 펴서 가운 소매를 덮는다.

Ⅲ. 임플란트 식립 수술과정

1) Facial drapes

환자의 구강내는 Povidone iodine과 0.1% Chlorohexidine 입안을 헹궈내고 생리식염수로 다시 헹군다. Benzalkonium chloride나 과산화수소로 구강주변과 안면부를 닦는다. 멸균된 소공포를 덮는다.

2) 마 취

침윤 마취나 전달마취를 시행한다.

3) 수술용 스텐트를 구강내에 장착하고 정확한 위치에 드릴링 한다. 스텐트는 매식위치와 path관계를 결정하는데 유용하다.

4) 절개 및 판막형성

치조정을 절개한 후 periosteal elevator(골막기자)로 치은판과 골막을 벗긴다.

5) Bone drilling

수술용 엔진의 주수확인과 속도조절(골질에 따라 다르지만 대략 600~800rpm)을 확인한다. 판막을 젖힌 후에 수용용 키트에 나열된 순서대로 드릴링을 하는데 대략 pilot drill, guide drill, twist drill(spiral drill)을 가는 drill부터 굵은 드릴 순으로 시행한다. 드릴링 도중에 paralleling pin과 depth gauge로 평행관계나 매식깊이를 확인한다. 드릴링 시 치위생사는 입술, 혀, 볼 등을 retraction하여 수술시야를 확보해주고 열이 발생하지 않도록 생리식염수를 드릴부위에 정확히 뿌려주어야 한다. 각종 임플란트 시스템에 따라 드릴 종류와 형태가 너무 다양하므로 제품 설명서에 따라야 하지만 대략 최종 드릴링이 끝나면 골질이 단단한 경우엔 countersink drill로 치밀골 부위를 드릴링하여 넓혀준다. 또한 골질이 강하면 screw tap drill로 나사선을 만들어 준다. 골질이 좋지 않은 경우엔 countersink drill이나 screw tap을 사용하지 않고 최종 드릴링 후 임플란트 fixture를 넣어 shelf tapping하여 매식한다. 골질이 더 무를 경우엔 2mm정도 가는 pilot drill을 사용한 후 osteotome(골절도)를 이용하여 hole를 확대하여 self tapping하여 매식하는 방법등 골밀도에 따라 다양한 방법이 응용된다. 참고로 골질은 제일 단단할 때를 D1이라하고 D2, D3, 가장 무른

D4라 하여 4단계로 분류한다. 상악은 D3, D4 골질이 많고, 골질이 양호한 D1, D2는 하악에서 나타난다.

6) Implant fixture(body) 삽입

임플란트 포장을 조심히 개봉하고 fixture mont를 driver에 끼워서 골구멍 입구에 삽입한다(mount가 fixture에 체결되어 있는 기종도 있고 없는 기종도 있다). 이때 소독포상에서 개봉하여 바닥에 떨어뜨리거나 다른 곳에 절대 닿지 않도록 신중을 기한다. angle에 장착된 engine mount driver를 이용하는 엔진으로 삽입하는 방법과 hand mount driver로 직접 손으로 돌려 넣는 2가지 방법이 있다. system에 따라 mount가 fixture에 부착되어 있지 않고 개봉 후 mount를 연결하는 제품도 있고, 최근엔 mount가 없는 non or free mount fixture도 개발되었다. 엔진으로 삽입할 시 대략 25rpm정도의 속도로 회전시켜야 열 발생을 줄일 수 있고 물론 생리식염수도 반드시 뿌려줘야 한다. 어느 정도 삽입되어 더 돌려지지 않을 때부터 rachet driver를 장착하고 rachet으로 최종깊이 까지 완전히 삽입한다. 초기 고정을 위해 대략 35N cm정도의 torque가 적당하다고 한다.

7) Cover screwing

fixture mount를 역회전 시켜 제거한 다음 그 자리에 전용 driver로 cover screw를 잠가준다.

8) 판막 봉합(Suture)

1회법 임플란트는 임플란트 상단 cover screw가 구강내로 노출시켜 봉합하고, 2회법은 보이지 않도록 하여 판막을 원래 자리로 위치시켜 봉합한다.

9) 방사선 촬영

10) 환자에게 주의사항이나 금기사항을 알려준다.

특수 임플란트 수술

(1) 상악동 거상술(Maxillary sinus elevation, Maxillary sinus Lift)

상악구치부에서 상악동이 함기화(pnuematization)되어 치조제 상방과 상악동저 간의 거리가 짧아 임플란트를 심을 수 없을 때 상악동 점막을 올리고 골이식재를 넣어 임플란트를 식립한다.

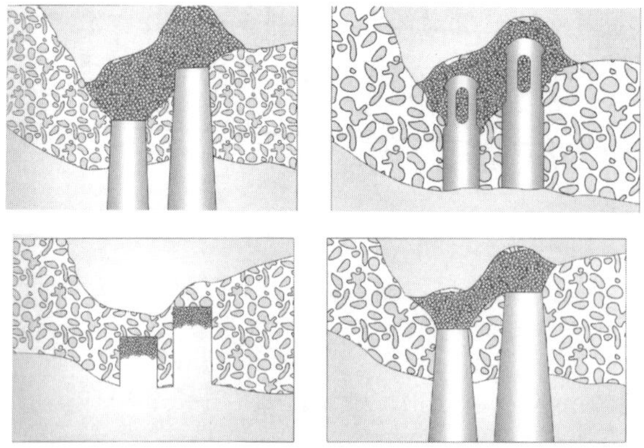

그림 13-7. socket lifting(internal sinus lift)방법
2mm pilot drill로 상악동저에서 1mm 떨어진 곳까지 drilling한 후
골이식재를 충전해 가면서 끝이 오목한 osteotome로 밀어 올려 식립한다.

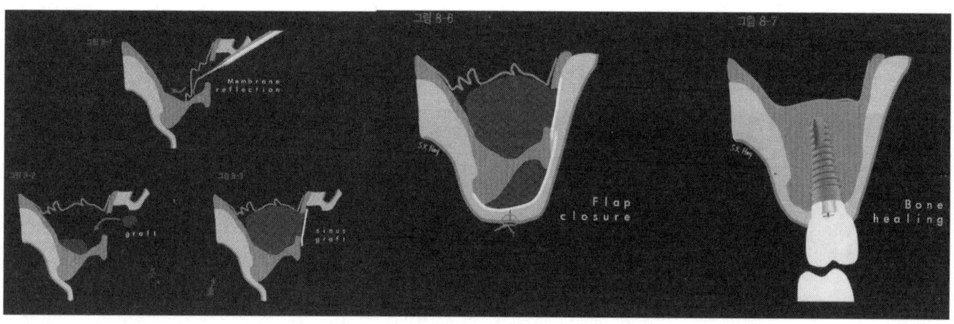

그림 13-8. window opening(lateral sinus lift)방법
window를 형성한 후 골이식재를 상악동에 채우고 식립한다.

socket lifting(internal sinus lift)방법은 보통 잔존골이 5mm이상인 경우에 적용하는 방법으로 치조제상부에서 상악동저 1mm까지 drilling한 후 끝이 오목한 osteotome(골절도)을 넣고 mallet으로 쳐서 골이식재를 넣어가면서 계속 반복하여 필요한 길이 만큼 올린다(그림 13-7). window opening(lateral sinus lift)방법은 5mm이하인 경우에 적용하는 방법으로 상악동저 2mm상방지점에 치조제 협측방에서 창(window)을 형성한 후 상악동기저부의 점막을 들어 올린 후 자가골과 이종골등의 골이식재를 넣고 차폐막(membrane)으로 덮고 봉합한다. 잔존골 상태에 따라 임플란트를 동시에 식립하거나 잔존골 양이 4mm이하인 경우는 6개월~10개월 기다려 골생성이 된 다음에 식립하는 방법이 있다(그림 13-8).

(2) 치조제 증대술(alveolar ridge augmentation)

치조제가 낮은 경우 자가골을 채취해서 screw로 고정한 후 골이식재와 titanium mesh, membrane 등으로 덮어 수직적인 골 높이를 증대시키는 술식이다. 자가골 채취부위는 구강내에서는 상악결절부, 하악골 근돌기, 하악지 전연, 하악골 이부 등이 있고 구강외부로는 장골, 경골, 늑골 등이 있다.

(3) 치조골 확장술(alveolar ridge splinting and expansion)

치조골 폭이 좁아서 임플란트를 식립할 수 없을 때 chisel로 쪼개서 osteotome(골절도)이나 bone spreader로 폭을 확장시키는 방법이다. 순설로 골흡수가 심한 상악 전치부에서 많이 적용된다.

Ⅳ. 수술 후 기구관리

1) 기구전용 세정액을 500ml의 물에 희석시켜 250ml씩 두 개의 beaker에 나누어 담는다. 하나는 titanium제 기구를 담고 다른 에는 일반 stainless제 기구를 담는 것이 금속오염을 막을 수 있다. titanium에 일반 금속이 닿으면 오염되어 본래의 성질을 잃어 버리기 때문이다.
2) 분해되는 기구는 분해하여 세척해야 한다.
3) 흐르는 물에서 칫솔로 부착된 혈액을 씻는다.
4) 세정액과 함께 초음파 세척기에 10분 이상 세척한다.
5) 다시 흐르는 물에서 씻는다.
6) 수돗물을 초음파세척기에 넣고 10분 이상 세척한다.
7) 건조 후 키트의 제자리에 넣는다.
8) Autoclave로 멸균한다.
9) handpiece

① angle head와 shank를 분해한 후 흐르는 물에서 부착물이나 혈병을 씻어낸다.
② 하루정도 오일을 뺀 후 멸균 pack에 넣고 autoclave로 멸균한다.
③ 멸균 후 주유해서 보관한다.

Ⅴ. 수술 후 주의사항

수술 후 지혈에 주위를 시키고 보호자 동행하여 귀가 하는 것이 안전하고 서로의 연락처를 꼭 확인한다. 주의 사항은 종이에 써주어 귀가 후에도 확인 할 수 있도록 한다. 다음 날 술자가 상태를 확인하고 필요시 적절한 지시를 한다.

수술 후의 주의 사항

1) 피를 빨아서 뱉지 마시고 수술 후 거즈는 2시간이상 물고 계십시오. 수술 당일이나 다음날 아침 약간의 피가 나올 수도 있으니 당황하지 마십시오.
2) cold pack(Ice pack)으로 24시간 동안 얼음찜질을 하시면 덜 붓습니다.
3) 힘든 일이나 운동, 목욕은 3일 정도 피하시는 것이 좋습니다.
   몸이 피곤하시면 저항을 떨어뜨려 염증을 일으킬 수 있고, 목욕은 혈액순환이 좋아져 2차 출혈을 일으킬 수 있으므로 미지근한 물로 가벼운 샤워만 하십시오.
4) 금연, 금주하시는 것이 빠른 치유에 좋습니다. 흡연은 임플란트와 골간의 유착을 방해합니다.
5) 식사는 유동식이나 부드러운 것을 드세요.
6) 양치액(chlorhexidine, 예: 헥사메딘)을 1~3분 정도 입에 머금고 양치하시되 아침, 저녁 2회 하십시오.
7) 상악에 수술을 한 경우(상악동 거상술)에는 코피가 나올 수도 있습니다. 코를 세게 풀지 마시고 주무실 때도 코를 골지 않도록 주의하십시오.
8) 취침 시 베개를 약간 높게 하시고 주무십시오.
9) 실을 뽑을 때까지 수술부위를 만지거나 칫솔이 닿지 않도록 주의하십시오.

Ⅵ. 임플란트 보철과정

1) 임프란트 보철물의 유지형태 비교

임플란트와 보철물을 결합하는 방법이 대략 2가지로 분류 된다.

(1) 나사유지형

임상치관 길이가 짧거나 fixture간에 심하게 경사된 경우, attachment를 이용한 over denture, 부분 또는 전체 무치악, 수직 골흡수가 심한 경우 이용한다.

① 기공과정이 복잡하고 비용이 많이 든다.
② 나사풀림이 일어나기 쉽다.
③ 악간 수직공간이 4mm이하인 경우에서 시멘트유지형 보다 유지력이 더 좋다.
④ 교합면에 screw access hole이 있어 교합접촉이 불리하고 덜 심미적이다.
⑤ 나사로 장착하기 때문에 시멘트가 치은열구에 잔존하는 위험이 없다.

(2) 시멘트 유지형

① 기공이 비교적 쉽고 제작비용이 적게 든다.
② 나사풀림 현상이 적다.
③ 자연치보다 오히려 유지력이 좋아 다수의 임플란트 bridge에서는 임시세멘으로도 유지력을 얻을 수 있다.
④ hole이 없어 교합면 형성이 유리하고 심미적이나.
⑤ 임플란트를 너무 깊게 식립하여 변연위치가 1.5mm이상 치은연하로 넘어가면 보철물 장착 후 시멘트가 열구 내에 남을 수 있다.

2) 제 2차 수술

2회법 임플란트에서만 필요한 술식이며 임플란트 매식 후 3~4개월 안정된 치유기간을 거친 후 치은점막을 절개 혹은 천공(punching)하여 abutment를 연결한 후 인상책득, 보철물 제작 및 장착을 준비하기 위한 과정이다. 1회법은 1차수술 시 cover screw를 치은 밖으로 노출시켜 두었기 때문에 수술없이 cover screw제거하고 healing abutment를 연결하면 된다.

(1) 임플란트 노출

1차수술시 사용했던 스텐트를 이용하여 위치가 파악되면 punch를 이용하여 치은을 천공하거나 절개하여 판막을 형성한 후 cover screw를 노출시킨다.

(2) healing abutment를 연결

cover screw를 제거하고 healing abutment를 연결한 후 2주 이상 연조직의 치유를 기다린다.

3) 인상채득과 작업모형 제작

(1) 나사 유지형(screw-retained abutment)

impression coping이 tray 밖으로 노출되도록 개인tray에 구멍을 뚫어야 한다.

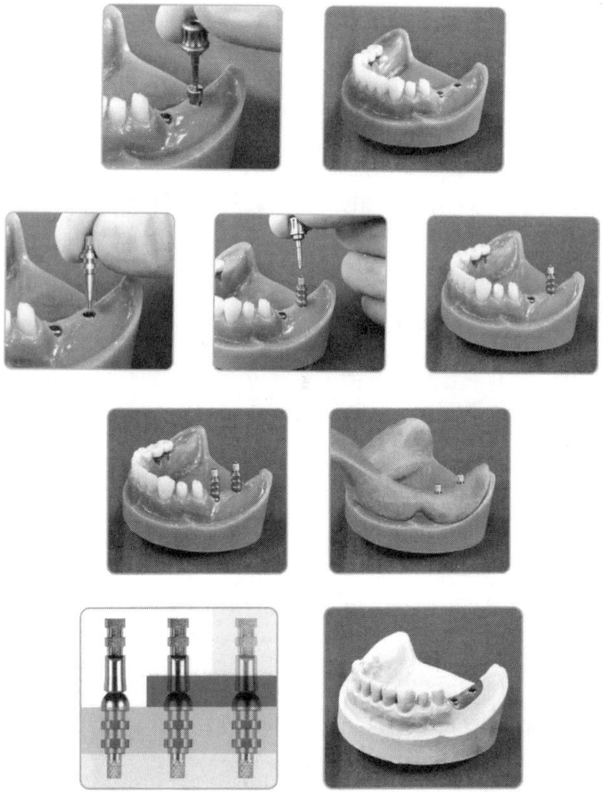

그림 13-9. 나사 유지형 abutment를 위한 인상채득 과정

인상채득에 필요한 부품 - gold cylinder & cylinder screw, temporary abutment, Lab analog, impression coping, abutment, open tray

① healing abutment를 제거

② impres sion coping을 연결

③ impression coping을 풀고 tray제거

④ lab analog를 체결

⑤ 작업모형 완성

임상술식

① healing abutment를 제거한다.

② impression coping을 연결한 후 고무인상재를 tray에 담아 인상을 채득한다.

③ impression coping을 풀고 tray를 제거한다.

④ tray에 박혀있는 impression coping에 lab analog를 체결한다.

⑤ 주위에 Gi-mask를 주입하여 치은형성을 한 후 석고를 붓는다.

⑥ temporary cap을 구강내 abutment에 끼워 임시의치를 제작한다.

⑦ 보철물이 완성되면 screw로 장착하고 구멍에 stopping이나 cotton을 넣고 resin으로 합면을 형성한다.

(2) 시멘트 유지형(cement-retained abutment)

임상치관의 길이가 충분하고 심미적인 보철을 원할 때 주로 사용한다. 임플란트에 butment를 연결하고 자연치에서처럼 인상 채득하여 모형을 제작하고 통상 보철기공과 거의 동일하게 제작하는 방법이다. 기성tray에 silicone rubber를 담아서 채득한다.

인상채득에 필요한 부품 - impression cap, position cylinder, temporary cap, labanalog, abutment

임상술식

① healing abutment를 제거한다.

② abutment를 driver로 fixture에 체결한다.

③ torque wrench로 15Ncm 이상 단단히 조인다.

④ impression cap을 달깍 소리가 날 때 까지 abutment에 끼운다.

⑤ imposition cylinder를 impression cap속에 끼운다.

⑥ tray에 고무인상재를 담고 인상을 채득한다(pick-up 인상)(그림 13-10).

⑦ tray 속의 impression cap과 딸깍 소리가 나도록 lab analog를 체결한 후 석고를 붓는다. 이때 구강내 abutment와 같은 크기의 lab analog를 연결해야 한다(그림 13-11).

⑧ temporary cap을 구강내 abutment에 끼워 임시의치를 제작한다.

⑨ 보철물이 완성되면 임플란트 전용 cement로 합착한다.
abutment가 평행하지 않거나 길이가 길어 삭제한 경우는 일반 자연치 인상체득 과정과 동일한 방법으로 인상을 채득 할 수도 있다.

(3) UCLA abutment를 이용한 시멘트와 나사혼합 유지형이 있다.

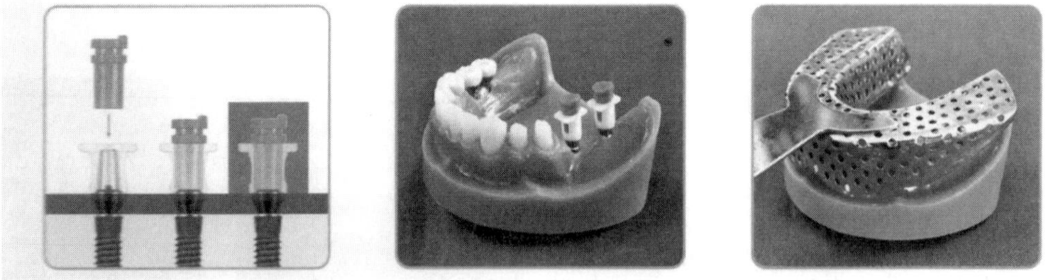

그림13-10. imposition cylinder를 impression cap속에 끼우고 기성품 tray로 인상을 채득한다.

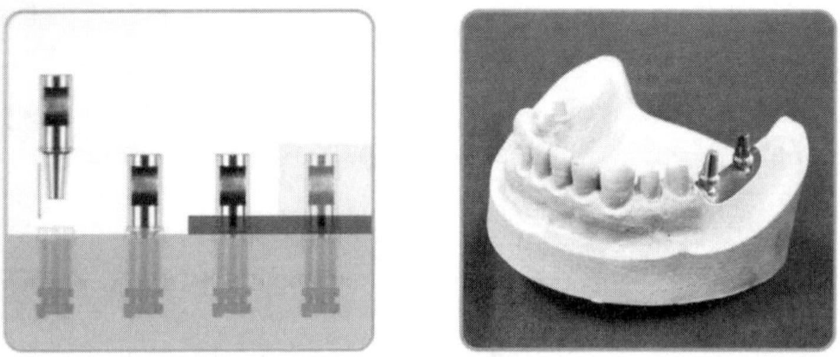

그림 13-11. tray 속의 impression cap에 lab analog를 체결하여 석고를 부어 작업모형을 완성한다.

7. 임플란트 유지관리

1) 전문적인 관리

3개월 단위로 recall하여 정기검진을 한다. 치태조절과 구강위생교육을 시킨다. 치태조절시 임플란트 표면의 손상을 방지하기 위해 stainless curet는 추천되지 않고 플라스틱이나 titanium curet 또는 teflon이 coating된 curet을 사용해야 한다. 정기적인 방사선 검사로 치조골의 흡수를 관리해야한다. 임플란트의 동요도 측정과 보철물의 이상 유무를 점검한다.

2) Home care

end-tufted 칫솔이나 치간 칫솔을 이용하여 치간 부위와 설측 부위를 잘 닦도록 한다. 간혹 chlorohexidine으로 가글이 필요하다. 너무 단단한 음식을 습관적으로 좋아해서는 안된다. 약속한 정기 검사를 꼭 받도록 한다.

임상실습일지

<table>
<tr><td rowspan="2">일 자</td><td rowspan="2">년 월 일(요일)</td><td>학번</td><td rowspan="2">검 인</td></tr>
<tr><td>성명</td></tr>
<tr><td colspan="4">실습제목(진료명)</td></tr>
<tr><td colspan="4">실습기구 및 재료</td></tr>
<tr><td colspan="4">실습내용</td></tr>
<tr><td>비 고</td><td colspan="3"></td></tr>
</table>

임상실습일지

<table>
<tr><td rowspan="2">일 자</td><td rowspan="2">년 월 일(요일)</td><td>학번</td><td rowspan="2">검 인</td></tr>
<tr><td>성명</td></tr>
<tr><td colspan="4">실습제목(진료명)</td></tr>
<tr><td colspan="4">실습기구 및 재료</td></tr>
<tr><td colspan="4">실습내용</td></tr>
<tr><td>비 고</td><td colspan="3"></td></tr>
</table>

임상실습일지

<table>
<tr><td>일 자</td><td>년 월 일(요일)</td><td>학번</td><td rowspan="2">검 인</td></tr>
<tr><td></td><td></td><td>성명</td></tr>
<tr><td colspan="4">실습제목(진료명)</td></tr>
<tr><td colspan="4">실습기구 및 재료</td></tr>
<tr><td colspan="4">실습내용</td></tr>
<tr><td>비 고</td><td colspan="3"></td></tr>
</table>

임상실습일지

<table>
<tr><td rowspan="2">일 자</td><td rowspan="2">년 월 일(요일)</td><td>학번</td><td></td><td rowspan="2">검 인</td></tr>
<tr><td>성명</td><td></td></tr>
<tr><td colspan="5">실습제목(진료명)</td></tr>
<tr><td colspan="5">실습기구 및 재료</td></tr>
<tr><td colspan="5">실습내용</td></tr>
<tr><td>비 고</td><td colspan="4"></td></tr>
</table>

임상실습일지

<table>
<tr><td rowspan="2">일 자</td><td rowspan="2">년 월 일(요일)</td><td>학번</td><td></td><td rowspan="2">검 인</td></tr>
<tr><td>성명</td><td></td></tr>
<tr><td colspan="5">실습제목(진료명)</td></tr>
<tr><td colspan="5">실습기구 및 재료</td></tr>
<tr><td colspan="5">실습내용</td></tr>
<tr><td>비 고</td><td colspan="4"></td></tr>
</table>

임상실습일지

<table>
<tr><td rowspan="2">일 자</td><td rowspan="2">년 월 일(요일)</td><td>학번</td><td></td><td rowspan="2">검 인</td></tr>
<tr><td>성명</td><td></td></tr>
<tr><td colspan="5">실습제목(진료명)</td></tr>
<tr><td colspan="5">실습기구 및 재료</td></tr>
<tr><td colspan="5">실습내용</td></tr>
<tr><td>비 고</td><td colspan="4"></td></tr>
</table>

임상실습일지

<table>
<tr><td>일 자</td><td>년 월 일(요일)</td><td>학번</td><td rowspan="2">검 인</td></tr>
<tr><td></td><td></td><td>성명</td></tr>
<tr><td colspan="4">실습제목(진료명)</td></tr>
<tr><td colspan="4">실습기구 및 재료</td></tr>
<tr><td colspan="4">실습내용</td></tr>
<tr><td>비 고</td><td colspan="3"></td></tr>
</table>

임상실습일지

<table>
<tr><td rowspan="2">일 자</td><td rowspan="2">년 월 일(요일)</td><td>학번</td><td rowspan="2">검 인</td></tr>
<tr><td>성명</td></tr>
<tr><td colspan="4">실습제목(진료명)</td></tr>
<tr><td colspan="4">실습기구 및 재료</td></tr>
<tr><td colspan="4">실습내용</td></tr>
<tr><td>비 고</td><td colspan="3"></td></tr>
</table>

임상실습일지

<table>
<tr><td rowspan="2">일 자</td><td rowspan="2">년 월 일(요일)</td><td>학번</td><td rowspan="2">검 인</td></tr>
<tr><td>성명</td></tr>
<tr><td colspan="4">실습제목(진료명)</td></tr>
<tr><td colspan="4">실습기구 및 재료</td></tr>
<tr><td colspan="4">실습내용</td></tr>
<tr><td>비 고</td><td colspan="3"></td></tr>
</table>

임상실습일지

<table>
<tr><td>일 자</td><td>년 월 일(요일)</td><td>학번</td><td></td><td rowspan="2">검 인</td></tr>
<tr><td></td><td></td><td>성명</td><td></td></tr>
<tr><td colspan="5">실습제목(진료명)</td></tr>
<tr><td colspan="5">실습기구 및 재료</td></tr>
<tr><td colspan="5">실습내용</td></tr>
<tr><td>비 고</td><td colspan="4"></td></tr>
</table>

임상실습일지

<table>
<tr><td rowspan="2">일 자</td><td rowspan="2">년 월 일(요일)</td><td>학번</td><td rowspan="2">검 인</td></tr>
<tr><td>성명</td></tr>
<tr><td colspan="4">실습제목(진료명)</td></tr>
<tr><td colspan="4">실습기구 및 재료</td></tr>
<tr><td colspan="4">실습내용</td></tr>
<tr><td>비 고</td><td colspan="3"></td></tr>
</table>

임상실습일지

<table>
<tr><td rowspan="2">일 자</td><td rowspan="2">년 월 일(요일)</td><td>학번</td><td></td><td rowspan="2">검 인</td></tr>
<tr><td>성명</td><td></td></tr>
<tr><td colspan="5">실습제목(진료명)</td></tr>
<tr><td colspan="5">실습기구 및 재료</td></tr>
<tr><td colspan="5">실습내용</td></tr>
<tr><td>비 고</td><td colspan="4"></td></tr>
</table>

임상실습일지

<table>
<tr><td rowspan="2">일 자</td><td rowspan="2">년 월 일(요일)</td><td>학번</td><td rowspan="2">검 인</td></tr>
<tr><td>성명</td></tr>
<tr><td colspan="4">실습제목(진료명)</td></tr>
<tr><td colspan="4">실습기구 및 재료</td></tr>
<tr><td colspan="4">실습내용</td></tr>
<tr><td>비 고</td><td colspan="3"></td></tr>
</table>

임상실습일지

<table>
<tr><td rowspan="2">일 자</td><td rowspan="2">년 월 일(요일)</td><td>학번</td><td rowspan="2">검 인</td></tr>
<tr><td>성명</td></tr>
<tr><td colspan="4">실습제목(진료명)</td></tr>
<tr><td colspan="4">실습기구 및 재료</td></tr>
<tr><td colspan="4">실습내용</td></tr>
<tr><td>비 고</td><td colspan="3"></td></tr>
</table>

임상실습일지

<table>
<tr><td rowspan="2">일 자</td><td rowspan="2">년 월 일(요일)</td><td>학번</td><td rowspan="2">검 인</td></tr>
<tr><td>성명</td></tr>
<tr><td colspan="4">실습제목(진료명)</td></tr>
<tr><td colspan="4">실습기구 및 재료</td></tr>
<tr><td colspan="4">실습내용</td></tr>
<tr><td>비 고</td><td colspan="3"></td></tr>
</table>

임상실습일지

<table>
<tr><td rowspan="2">일 자</td><td rowspan="2">년 월 일(요일)</td><td>학번</td><td rowspan="2">검 인</td></tr>
<tr><td>성명</td></tr>
<tr><td colspan="4">실습제목(진료명)</td></tr>
<tr><td colspan="4">실습기구 및 재료</td></tr>
<tr><td colspan="4">실습내용</td></tr>
<tr><td>비 고</td><td colspan="3"></td></tr>
</table>

임상실습일지

<table>
<tr><td rowspan="2">일 자</td><td rowspan="2">년 월 일(요일)</td><td>학번</td><td></td><td rowspan="2">검 인</td></tr>
<tr><td>성명</td><td></td></tr>
<tr><td colspan="5">실습제목(진료명)</td></tr>
<tr><td colspan="5">실습기구 및 재료</td></tr>
<tr><td colspan="5">실습내용</td></tr>
<tr><td>비 고</td><td colspan="4"></td></tr>
</table>

임상실습일지

<table>
<tr><td rowspan="2">일 자</td><td rowspan="2">년 월 일(요일)</td><td>학번</td><td></td><td rowspan="2">검 인</td></tr>
<tr><td>성명</td><td></td></tr>
<tr><td colspan="5">실습제목(진료명)</td></tr>
<tr><td colspan="5">실습기구 및 재료</td></tr>
<tr><td colspan="5">실습내용</td></tr>
<tr><td>비 고</td><td colspan="4"></td></tr>
</table>

임상실습일지

<table>
<tr><td rowspan="2">일 자</td><td rowspan="2">년 월 일(요일)</td><td>학번</td><td></td><td rowspan="2">검 인</td></tr>
<tr><td>성명</td><td></td></tr>
<tr><td colspan="5">실습제목(진료명)</td></tr>
<tr><td colspan="5">실습기구 및 재료</td></tr>
<tr><td colspan="5">실습내용</td></tr>
<tr><td>비 고</td><td colspan="4"></td></tr>
</table>

임상실습일지

<table>
<tr><td rowspan="2">일 자</td><td rowspan="2">년 월 일(요일)</td><td>학번</td><td></td><td rowspan="2">검 인</td></tr>
<tr><td>성명</td><td></td></tr>
<tr><td colspan="5">실습제목(진료명)</td></tr>
<tr><td colspan="5">실습기구 및 재료</td></tr>
<tr><td colspan="5">실습내용</td></tr>
<tr><td>비 고</td><td colspan="4"></td></tr>
</table>

임상실습일지

<table>
<tr><td>일 자</td><td>년 월 일(요일)</td><td>학번</td><td rowspan="2">검 인</td></tr>
<tr><td></td><td></td><td>성명</td></tr>
<tr><td colspan="4">실습제목(진료명)</td></tr>
<tr><td colspan="4">실습기구 및 재료</td></tr>
<tr><td colspan="4">실습내용</td></tr>
<tr><td>비 고</td><td colspan="3"></td></tr>
</table>

임상실습일지

<table>
<tr><td>일 자</td><td>년 월 일(요일)</td><td>학번</td><td rowspan="2">검 인</td></tr>
<tr><td></td><td></td><td>성명</td></tr>
<tr><td colspan="4">실습제목(진료명)</td></tr>
<tr><td colspan="4">실습기구 및 재료</td></tr>
<tr><td colspan="4">실습내용</td></tr>
<tr><td>비 고</td><td colspan="3"></td></tr>
</table>

임상실습일지

<table>
<tr><td>일 자</td><td>년 월 일(요일)</td><td>학번</td><td></td><td rowspan="2">검 인</td></tr>
<tr><td></td><td></td><td>성명</td><td></td></tr>
<tr><td colspan="5">실습제목(진료명)</td></tr>
<tr><td colspan="5">실습기구 및 재료</td></tr>
<tr><td colspan="5">실습내용</td></tr>
<tr><td>비 고</td><td colspan="4"></td></tr>
</table>

임상실습일지

<table>
<tr><td rowspan="2">일 자</td><td rowspan="2">년 월 일(요일)</td><td>학번</td><td rowspan="2">검 인</td></tr>
<tr><td>성명</td></tr>
<tr><td colspan="4">실습제목(진료명)</td></tr>
<tr><td colspan="4">실습기구 및 재료</td></tr>
<tr><td colspan="4">실습내용</td></tr>
<tr><td>비 고</td><td colspan="3"></td></tr>
</table>

임상실습일지

<table>
<tr><td rowspan="2">일 자</td><td rowspan="2">년 월 일(요일)</td><td>학번</td><td rowspan="2">검 인</td></tr>
<tr><td>성명</td></tr>
<tr><td colspan="4">실습제목(진료명)</td></tr>
<tr><td colspan="4">실습기구 및 재료</td></tr>
<tr><td colspan="4">실습내용</td></tr>
<tr><td>비 고</td><td colspan="3"></td></tr>
</table>

임상실습일지

<table>
<tr><td rowspan="2">일 자</td><td rowspan="2">년 월 일(요일)</td><td>학번</td><td></td><td rowspan="2">검 인</td></tr>
<tr><td>성명</td><td></td></tr>
<tr><td colspan="5">실습제목(진료명)</td></tr>
<tr><td colspan="5">실습기구 및 재료</td></tr>
<tr><td colspan="5">실습내용</td></tr>
<tr><td>비 고</td><td colspan="4"></td></tr>
</table>

임상실습일지

<table>
<tr><td rowspan="2">일 자</td><td rowspan="2">년 월 일(요일)</td><td>학번</td><td></td><td rowspan="2">검 인</td></tr>
<tr><td>성명</td><td></td></tr>
<tr><td colspan="5">실습제목(진료명)</td></tr>
<tr><td colspan="5">실습기구 및 재료</td></tr>
<tr><td colspan="5">실습내용</td></tr>
<tr><td>비 고</td><td colspan="4"></td></tr>
</table>

임상실습일지

<table>
<tr><td>일 자</td><td>년 월 일(요일)</td><td>학번</td><td></td><td rowspan="2">검 인</td></tr>
<tr><td></td><td></td><td>성명</td><td></td></tr>
<tr><td colspan="5">실습제목(진료명)</td></tr>
<tr><td colspan="5">실습기구 및 재료</td></tr>
<tr><td colspan="5">실습내용</td></tr>
<tr><td>비 고</td><td colspan="4"></td></tr>
</table>

임상실습일지

<table>
<tr><td rowspan="2">일 자</td><td rowspan="2">년 월 일(요일)</td><td>학번</td><td rowspan="2">검 인</td></tr>
<tr><td>성명</td></tr>
<tr><td colspan="4">실습제목(진료명)</td></tr>
<tr><td colspan="4">실습기구 및 재료</td></tr>
<tr><td colspan="4">실습내용</td></tr>
<tr><td>비 고</td><td colspan="3"></td></tr>
</table>

임상실습일지

<table>
<tr><td rowspan="2">일 자</td><td rowspan="2">년 월 일(요일)</td><td>학번</td><td rowspan="2">검 인</td></tr>
<tr><td>성명</td></tr>
<tr><td colspan="4">실습제목(진료명)</td></tr>
<tr><td colspan="4">실습기구 및 재료</td></tr>
<tr><td colspan="4">실습내용</td></tr>
<tr><td>비 고</td><td colspan="3"></td></tr>
</table>

임상실습일지

<table>
<tr><td rowspan="2">일 자</td><td rowspan="2">년 월 일(요일)</td><td>학번</td><td rowspan="2">검 인</td></tr>
<tr><td>성명</td></tr>
<tr><td colspan="4">실습제목(진료명)</td></tr>
<tr><td colspan="4">실습기구 및 재료</td></tr>
<tr><td colspan="4">실습내용</td></tr>
<tr><td>비 고</td><td colspan="3"></td></tr>
</table>

임상실습일지

<table>
<tr><td rowspan="2">일 자</td><td rowspan="2">년 월 일(요일)</td><td>학번</td><td rowspan="2">검 인</td></tr>
<tr><td>성명</td></tr>
<tr><td colspan="4">실습제목(진료명)</td></tr>
<tr><td colspan="4">실습기구 및 재료</td></tr>
<tr><td colspan="4">실습내용</td></tr>
<tr><td>비 고</td><td colspan="3"></td></tr>
</table>

임상실습일지

<table>
<tr><td rowspan="2">일 자</td><td rowspan="2">년 월 일(요일)</td><td>학번</td><td rowspan="2">검 인</td></tr>
<tr><td>성명</td></tr>
<tr><td colspan="4">실습제목(진료명)</td></tr>
<tr><td colspan="4">실습기구 및 재료</td></tr>
<tr><td colspan="4">실습내용</td></tr>
<tr><td>비 고</td><td colspan="3"></td></tr>
</table>

임상실습일지

<table>
<tr><td rowspan="2">일 자</td><td rowspan="2">년 월 일(요일)</td><td>학번</td><td rowspan="2">검 인</td></tr>
<tr><td>성명</td></tr>
<tr><td colspan="4">실습제목(진료명)</td></tr>
<tr><td colspan="4">실습기구 및 재료</td></tr>
<tr><td colspan="4">실습내용</td></tr>
<tr><td>비 고</td><td colspan="3"></td></tr>
</table>

임상실습일지

<table>
<tr><td rowspan="2">일 자</td><td rowspan="2">년 월 일(요일)</td><td>학번</td><td></td><td rowspan="2">검 인</td></tr>
<tr><td>성명</td><td></td></tr>
<tr><td colspan="5">실습제목(진료명)</td></tr>
<tr><td colspan="5">실습기구 및 재료</td></tr>
<tr><td colspan="5">실습내용</td></tr>
<tr><td>비 고</td><td colspan="4"></td></tr>
</table>

임상실습일지

<table>
<tr><td rowspan="2">일 자</td><td rowspan="2">년 월 일(요일)</td><td>학번</td><td></td><td rowspan="2">검 인</td></tr>
<tr><td>성명</td><td></td></tr>
<tr><td colspan="5">실습제목(진료명)</td></tr>
<tr><td colspan="5">실습기구 및 재료</td></tr>
<tr><td colspan="5">실습내용</td></tr>
<tr><td>비 고</td><td colspan="4"></td></tr>
</table>

임상실습일지

<table>
<tr><td>일 자</td><td>년 월 일(요일)</td><td>학번
성명</td><td>검 인</td></tr>
<tr><td colspan="4">실습제목(진료명)</td></tr>
<tr><td colspan="4">실습기구 및 재료</td></tr>
<tr><td colspan="4">실습내용</td></tr>
<tr><td>비 고</td><td colspan="3"></td></tr>
</table>

임상실습일지

<table>
<tr><td rowspan="2">일 자</td><td rowspan="2">년 월 일(요일)</td><td>학번</td><td rowspan="2">검 인</td></tr>
<tr><td>성명</td></tr>
<tr><td colspan="4">실습제목(진료명)</td></tr>
<tr><td colspan="4">실습기구 및 재료</td></tr>
<tr><td colspan="4">실습내용</td></tr>
<tr><td>비 고</td><td colspan="3"></td></tr>
</table>

임상실습일지

<table>
<tr><td>일 자</td><td>년 월 일(요일)</td><td>학번</td><td rowspan="2">검 인</td></tr>
<tr><td></td><td></td><td>성명</td></tr>
<tr><td colspan="4">실습제목(진료명)</td></tr>
<tr><td colspan="4">실습기구 및 재료</td></tr>
<tr><td colspan="4">실습내용</td></tr>
<tr><td>비 고</td><td colspan="3"></td></tr>
</table>

임상실습일지

일 자	년 월 일(요일)	학번	검 인
		성명	
실습제목(진료명)			
실습기구 및 재료			
실습내용			
비 고			

임상실습일지

<table>
<tr><td rowspan="2">일 자</td><td rowspan="2">년 월 일(요일)</td><td>학번</td><td></td><td rowspan="2">검 인</td></tr>
<tr><td>성명</td><td></td></tr>
<tr><td colspan="5">실습제목(진료명)</td></tr>
<tr><td colspan="5">실습기구 및 재료</td></tr>
<tr><td colspan="5">실습내용</td></tr>
<tr><td>비 고</td><td colspan="4"></td></tr>
</table>

임상실습일지

<table>
<tr><td rowspan="2">일 자</td><td rowspan="2">년 월 일(요일)</td><td>학번</td><td rowspan="2">검 인</td></tr>
<tr><td>성명</td></tr>
<tr><td colspan="4">실습제목(진료명)</td></tr>
<tr><td colspan="4">실습기구 및 재료</td></tr>
<tr><td colspan="4">실습내용</td></tr>
<tr><td>비 고</td><td colspan="3"></td></tr>
</table>

임상실습일지

<table>
<tr><td rowspan="2">일 자</td><td rowspan="2">년 월 일(요일)</td><td>학번</td><td></td><td rowspan="2">검 인</td></tr>
<tr><td>성명</td><td></td></tr>
<tr><td colspan="5">실습제목(진료명)</td></tr>
<tr><td colspan="5">실습기구 및 재료</td></tr>
<tr><td colspan="5">실습내용</td></tr>
<tr><td>비 고</td><td colspan="4"></td></tr>
</table>

임상실습일지

<table>
<tr><td rowspan="2">일 자</td><td rowspan="2">년 월 일(요일)</td><td>학번</td><td rowspan="2">검 인</td></tr>
<tr><td>성명</td></tr>
<tr><td colspan="4">실습제목(진료명)</td></tr>
<tr><td colspan="4">실습기구 및 재료</td></tr>
<tr><td colspan="4">실습내용</td></tr>
<tr><td>비 고</td><td colspan="3"></td></tr>
</table>

임상실습일지

<table>
<tr><td rowspan="2">일 자</td><td rowspan="2">년 월 일(요일)</td><td>학번</td><td rowspan="2">검 인</td></tr>
<tr><td>성명</td></tr>
<tr><td colspan="4">실습제목(진료명)</td></tr>
<tr><td colspan="4">실습기구 및 재료</td></tr>
<tr><td colspan="4">실습내용</td></tr>
<tr><td>비 고</td><td colspan="3"></td></tr>
</table>

임상실습일지

<table>
<tr><td>일 자</td><td>년 월 일(요일)</td><td>학번</td><td></td><td rowspan="2">검 인</td></tr>
<tr><td></td><td></td><td>성명</td><td></td></tr>
<tr><td colspan="5">실습제목(진료명)</td></tr>
<tr><td colspan="5">실습기구 및 재료</td></tr>
<tr><td colspan="5">실습내용</td></tr>
<tr><td>비 고</td><td colspan="4"></td></tr>
</table>

임상실습일지

일 자	년 월 일(요일)	학번		검 인
		성명		
실습제목(진료명)				
실습기구 및 재료				
실습내용				
비 고				

임상실습일지

<table>
<tr><td rowspan="2">일 자</td><td rowspan="2">년 월 일(요일)</td><td>학번</td><td rowspan="2">검 인</td></tr>
<tr><td>성명</td></tr>
<tr><td colspan="4">실습제목(진료명)</td></tr>
<tr><td colspan="4">실습기구 및 재료</td></tr>
<tr><td colspan="4">실습내용</td></tr>
<tr><td>비 고</td><td colspan="3"></td></tr>
</table>

임상실습일지

<table>
<tr><td rowspan="2">일 자</td><td rowspan="2">년 월 일(요일)</td><td>학번</td><td></td><td rowspan="2">검 인</td></tr>
<tr><td>성명</td><td></td></tr>
<tr><td colspan="5">실습제목(진료명)</td></tr>
<tr><td colspan="5">실습기구 및 재료</td></tr>
<tr><td colspan="5">실습내용</td></tr>
<tr><td>비 고</td><td colspan="4"></td></tr>
</table>

임상실습일지

<table>
<tr><td rowspan="2">일 자</td><td rowspan="2">년 월 일(요일)</td><td>학번</td><td rowspan="2">검 인</td></tr>
<tr><td>성명</td></tr>
<tr><td colspan="4">실습제목(진료명)</td></tr>
<tr><td colspan="4">실습기구 및 재료</td></tr>
<tr><td colspan="4">실습내용</td></tr>
<tr><td>비 고</td><td colspan="3"></td></tr>
</table>

임상실습일지

<table>
<tr><td rowspan="2">일 자</td><td rowspan="2">년 월 일(요일)</td><td>학번</td><td></td><td rowspan="2">검 인</td></tr>
<tr><td>성명</td><td></td></tr>
<tr><td colspan="5">실습제목(진료명)</td></tr>
<tr><td colspan="5">실습기구 및 재료</td></tr>
<tr><td colspan="5">실습내용</td></tr>
<tr><td>비 고</td><td colspan="4"></td></tr>
</table>

임상실습일지

일 자	년 월 일(요일)	학번		검 인
		성명		
실습제목(진료명)				
실습기구 및 재료				
실습내용				
비 고				

임상실습일지

<table>
<tr><td rowspan="2">일 자</td><td rowspan="2">년 월 일(요일)</td><td>학번</td><td></td><td rowspan="2">검 인</td></tr>
<tr><td>성명</td><td></td></tr>
<tr><td colspan="5">실습제목(진료명)</td></tr>
<tr><td colspan="5">실습기구 및 재료</td></tr>
<tr><td colspan="5">실습내용</td></tr>
<tr><td>비 고</td><td colspan="4"></td></tr>
</table>

임상실습일지

<table>
<tr><td rowspan="2">일 자</td><td rowspan="2">년 월 일(요일)</td><td>학번</td><td></td><td rowspan="2">검 인</td></tr>
<tr><td>성명</td><td></td></tr>
<tr><td colspan="5">실습제목(진료명)</td></tr>
<tr><td colspan="5">실습기구 및 재료</td></tr>
<tr><td colspan="5">실습내용</td></tr>
<tr><td>비 고</td><td colspan="4"></td></tr>
</table>

임상실습일지

<table>
<tr><td rowspan="2">일 자</td><td rowspan="2">년 월 일(요일)</td><td>학번</td><td></td><td rowspan="2">검 인</td></tr>
<tr><td>성명</td><td></td></tr>
<tr><td colspan="5">실습제목(진료명)</td></tr>
<tr><td colspan="5">실습기구 및 재료</td></tr>
<tr><td colspan="5">실습내용</td></tr>
<tr><td>비 고</td><td colspan="4"></td></tr>
</table>

임상실습일지

<table>
<tr><td rowspan="2">일 자</td><td rowspan="2">년 월 일(요일)</td><td>학번</td><td rowspan="2">검 인</td></tr>
<tr><td>성명</td></tr>
<tr><td colspan="4">실습제목(진료명)</td></tr>
<tr><td colspan="4">실습기구 및 재료</td></tr>
<tr><td colspan="4">실습내용</td></tr>
<tr><td>비 고</td><td colspan="3"></td></tr>
</table>

임상실습일지

<table>
<tr><td>일 자</td><td>년 월 일(요일)</td><td>학번</td><td></td><td rowspan="2">검 인</td></tr>
<tr><td></td><td></td><td>성명</td><td></td></tr>
<tr><td colspan="5">실습제목(진료명)</td></tr>
<tr><td colspan="5">실습기구 및 재료</td></tr>
<tr><td colspan="5">실습내용</td></tr>
<tr><td>비 고</td><td colspan="4"></td></tr>
</table>

임상실습일지

<table>
<tr><td rowspan="2">일 자</td><td rowspan="2">년 월 일(요일)</td><td>학번</td><td></td><td rowspan="2">검 인</td></tr>
<tr><td>성명</td><td></td></tr>
<tr><td colspan="5">실습제목(진료명)</td></tr>
<tr><td colspan="5">실습기구 및 재료</td></tr>
<tr><td colspan="5">실습내용</td></tr>
<tr><td>비 고</td><td colspan="4"></td></tr>
</table>

임상실습일지

<table>
<tr><td rowspan="2">일 자</td><td rowspan="2">년 월 일(요일)</td><td>학번</td><td rowspan="2">검 인</td></tr>
<tr><td>성명</td></tr>
<tr><td colspan="4">실습제목(진료명)</td></tr>
<tr><td colspan="4">실습기구 및 재료</td></tr>
<tr><td colspan="4">실습내용</td></tr>
<tr><td>비 고</td><td colspan="3"></td></tr>
</table>

임상실습일지

<table>
<tr><td rowspan="2">일 자</td><td rowspan="2">년 월 일(요일)</td><td>학번</td><td rowspan="2">검 인</td></tr>
<tr><td>성명</td></tr>
<tr><td colspan="4">실습제목(진료명)</td></tr>
<tr><td colspan="4">실습기구 및 재료</td></tr>
<tr><td colspan="4">실습내용</td></tr>
<tr><td>비 고</td><td colspan="3"></td></tr>
</table>

임상실습일지

<table>
<tr><td rowspan="2">일 자</td><td rowspan="2">년 월 일(요일)</td><td>학번</td><td rowspan="2">검 인</td></tr>
<tr><td>성명</td></tr>
<tr><td colspan="4">실습제목(진료명)</td></tr>
<tr><td colspan="4">실습기구 및 재료</td></tr>
<tr><td colspan="4">실습내용</td></tr>
<tr><td>비 고</td><td colspan="3"></td></tr>
</table>

임상실습일지

<table>
<tr><td rowspan="2">일 자</td><td rowspan="2">년 월 일(요일)</td><td>학번</td><td></td><td rowspan="2">검 인</td></tr>
<tr><td>성명</td><td></td></tr>
<tr><td colspan="5">실습제목(진료명)</td></tr>
<tr><td colspan="5">실습기구 및 재료</td></tr>
<tr><td colspan="5">실습내용</td></tr>
<tr><td>비 고</td><td colspan="4"></td></tr>
</table>

임상실습일지

<table>
<tr><td rowspan="2">일 자</td><td rowspan="2">년 월 일(요일)</td><td>학번</td><td rowspan="2">검 인</td></tr>
<tr><td>성명</td></tr>
<tr><td colspan="4">실습제목(진료명)</td></tr>
<tr><td colspan="4">실습기구 및 재료</td></tr>
<tr><td colspan="4">실습내용</td></tr>
<tr><td>비 고</td><td colspan="3"></td></tr>
</table>

임상실습일지

<table>
<tr><td rowspan="2">일 자</td><td rowspan="2">년 월 일(요일)</td><td>학번</td><td rowspan="2">검 인</td></tr>
<tr><td>성명</td></tr>
<tr><td colspan="4">실습제목(진료명)</td></tr>
<tr><td colspan="4">실습기구 및 재료</td></tr>
<tr><td colspan="4">실습내용</td></tr>
<tr><td>비 고</td><td colspan="3"></td></tr>
</table>

임상실습일지

<table>
<tr><td rowspan="2">일 자</td><td rowspan="2">년 월 일(요일)</td><td>학번</td><td rowspan="2">검 인</td></tr>
<tr><td>성명</td></tr>
<tr><td colspan="4">실습제목(진료명)</td></tr>
<tr><td colspan="4">실습기구 및 재료</td></tr>
<tr><td colspan="4">실습내용</td></tr>
<tr><td>비 고</td><td colspan="3"></td></tr>
</table>

임상실습일지

<table>
<tr><td rowspan="2">일 자</td><td rowspan="2">년 월 일(요일)</td><td>학번</td><td rowspan="2">검 인</td></tr>
<tr><td>성명</td></tr>
<tr><td colspan="4">실습제목(진료명)</td></tr>
<tr><td colspan="4">실습기구 및 재료</td></tr>
<tr><td colspan="4">실습내용</td></tr>
<tr><td>비 고</td><td colspan="3"></td></tr>
</table>

임상실습일지

<table>
<tr><td rowspan="2">일 자</td><td rowspan="2">년 월 일(요일)</td><td>학번</td><td rowspan="2">검 인</td></tr>
<tr><td>성명</td></tr>
<tr><td colspan="4">실습제목(진료명)</td></tr>
<tr><td colspan="4">실습기구 및 재료</td></tr>
<tr><td colspan="4">실습내용</td></tr>
<tr><td>비 고</td><td colspan="3"></td></tr>
</table>

임상실습일지

<table>
<tr><td rowspan="2">일 자</td><td rowspan="2">년 월 일(요일)</td><td>학번</td><td rowspan="2">검 인</td></tr>
<tr><td>성명</td></tr>
<tr><td colspan="4">실습제목(진료명)</td></tr>
<tr><td colspan="4">실습기구 및 재료</td></tr>
<tr><td colspan="4">실습내용</td></tr>
<tr><td>비 고</td><td colspan="3"></td></tr>
</table>

임상실습일지

<table>
<tr><td rowspan="2">일 자</td><td rowspan="2">년　　월　　일(　　요일)</td><td>학번</td><td rowspan="2">검 인</td></tr>
<tr><td>성명</td></tr>
<tr><td colspan="4">실습제목(진료명)</td></tr>
<tr><td colspan="4">실습기구 및 재료</td></tr>
<tr><td colspan="4">실습내용</td></tr>
<tr><td>비 고</td><td colspan="3"></td></tr>
</table>

임상실습일지

<table>
<tr><td rowspan="2">일 자</td><td rowspan="2">년 월 일(요일)</td><td>학번</td><td rowspan="2">검 인</td></tr>
<tr><td>성명</td></tr>
<tr><td colspan="4">실습제목(진료명)</td></tr>
<tr><td colspan="4">실습기구 및 재료</td></tr>
<tr><td colspan="4">실습내용</td></tr>
<tr><td>비 고</td><td colspan="3"></td></tr>
</table>

임상실습일지

<table>
<tr><td rowspan="2">일 자</td><td rowspan="2">년 월 일(요일)</td><td>학번</td><td rowspan="2">검 인</td></tr>
<tr><td>성명</td></tr>
<tr><td colspan="4">실습제목(진료명)</td></tr>
<tr><td colspan="4">실습기구 및 재료</td></tr>
<tr><td colspan="4">실습내용</td></tr>
<tr><td>비 고</td><td colspan="3"></td></tr>
</table>

임상실습일지

<table>
<tr><td rowspan="2">일 자</td><td rowspan="2">년 월 일(요일)</td><td>학번</td><td rowspan="2">검 인</td></tr>
<tr><td>성명</td></tr>
<tr><td colspan="4">실습제목(진료명)</td></tr>
<tr><td colspan="4">실습기구 및 재료</td></tr>
<tr><td colspan="4">실습내용</td></tr>
<tr><td>비 고</td><td colspan="3"></td></tr>
</table>

임상실습일지

<table>
<tr><td rowspan="2">일 자</td><td rowspan="2">년 월 일(요일)</td><td>학번</td><td rowspan="2">검 인</td></tr>
<tr><td>성명</td></tr>
<tr><td colspan="4">실습제목(진료명)</td></tr>
<tr><td colspan="4">실습기구 및 재료</td></tr>
<tr><td colspan="4">실습내용</td></tr>
<tr><td>비 고</td><td colspan="3"></td></tr>
</table>

임상실습일지

<table>
<tr><td rowspan="2">일 자</td><td rowspan="2">년 월 일(요일)</td><td>학번</td><td rowspan="2">검 인</td></tr>
<tr><td>성명</td></tr>
<tr><td colspan="4">실습제목(진료명)</td></tr>
<tr><td colspan="4">실습기구 및 재료</td></tr>
<tr><td colspan="4">실습내용</td></tr>
<tr><td>비 고</td><td colspan="3"></td></tr>
</table>

임상실습일지

<table>
<tr><td rowspan="2">일 자</td><td rowspan="2">년 월 일(요일)</td><td>학번</td><td rowspan="2">검 인</td></tr>
<tr><td>성명</td></tr>
<tr><td colspan="4">실습제목(진료명)</td></tr>
<tr><td colspan="4">실습기구 및 재료</td></tr>
<tr><td colspan="4">실습내용</td></tr>
<tr><td>비 고</td><td colspan="3"></td></tr>
</table>

임상실습일지

<table>
<tr><td rowspan="2">일 자</td><td rowspan="2">년 월 일(요일)</td><td>학번</td><td rowspan="2">검 인</td></tr>
<tr><td>성명</td></tr>
<tr><td colspan="4">실습제목(진료명)</td></tr>
<tr><td colspan="4">실습기구 및 재료</td></tr>
<tr><td colspan="4">실습내용</td></tr>
<tr><td>비 고</td><td colspan="3"></td></tr>
</table>

임상실습일지

<table>
<tr><td rowspan="2">일 자</td><td rowspan="2">년 월 일(요일)</td><td>학번</td><td></td><td rowspan="2">검 인</td></tr>
<tr><td>성명</td><td></td></tr>
<tr><td colspan="5">실습제목(진료명)</td></tr>
<tr><td colspan="5">실습기구 및 재료</td></tr>
<tr><td colspan="5">실습내용</td></tr>
<tr><td>비 고</td><td colspan="4"></td></tr>
</table>

임상실습일지

<table>
<tr><td rowspan="2">일 자</td><td rowspan="2">년 월 일(요일)</td><td>학번</td><td rowspan="2">검 인</td></tr>
<tr><td>성명</td></tr>
<tr><td colspan="4">실습제목(진료명)</td></tr>
<tr><td colspan="4">실습기구 및 재료</td></tr>
<tr><td colspan="4">실습내용</td></tr>
<tr><td>비 고</td><td colspan="3"></td></tr>
</table>

임상실습일지

<table>
<tr><td rowspan="2">일 자</td><td rowspan="2">년 월 일(요일)</td><td>학번</td><td rowspan="2">검 인</td></tr>
<tr><td>성명</td></tr>
<tr><td colspan="4">실습제목(진료명)</td></tr>
<tr><td colspan="4">실습기구 및 재료</td></tr>
<tr><td colspan="4">실습내용</td></tr>
<tr><td>비 고</td><td colspan="3"></td></tr>
</table>

임상실습일지

<table>
<tr><td rowspan="2">일 자</td><td rowspan="2">년 월 일(요일)</td><td>학번</td><td rowspan="2">검 인</td></tr>
<tr><td>성명</td></tr>
<tr><td colspan="4">실습제목(진료명)</td></tr>
<tr><td colspan="4">실습기구 및 재료</td></tr>
<tr><td colspan="4">실습내용</td></tr>
<tr><td>비 고</td><td colspan="3"></td></tr>
</table>

임상실습일지

<table>
<tr><td rowspan="2">일 자</td><td rowspan="2">년 월 일(요일)</td><td>학번</td><td></td><td rowspan="2">검 인</td></tr>
<tr><td>성명</td><td></td></tr>
<tr><td colspan="5">실습제목(진료명)</td></tr>
<tr><td colspan="5">실습기구 및 재료</td></tr>
<tr><td colspan="5">실습내용</td></tr>
<tr><td>비 고</td><td colspan="4"></td></tr>
</table>

임상실습일지

<table>
<tr><td rowspan="2">일 자</td><td rowspan="2">년 월 일(요일)</td><td>학번</td><td rowspan="2">검 인</td></tr>
<tr><td>성명</td></tr>
<tr><td colspan="4">실습제목(진료명)</td></tr>
<tr><td colspan="4">실습기구 및 재료</td></tr>
<tr><td colspan="4">실습내용</td></tr>
<tr><td>비 고</td><td colspan="3"></td></tr>
</table>

임상실습일지

<table>
<tr><td rowspan="2">일 자</td><td rowspan="2">년 월 일(요일)</td><td>학번</td><td rowspan="2">검 인</td></tr>
<tr><td>성명</td></tr>
<tr><td colspan="4">실습제목(진료명)</td></tr>
<tr><td colspan="4">실습기구 및 재료</td></tr>
<tr><td colspan="4">실습내용</td></tr>
<tr><td>비 고</td><td colspan="3"></td></tr>
</table>

임상실습일지

<table>
<tr><td rowspan="2">일 자</td><td rowspan="2">년 월 일(요일)</td><td>학번</td><td rowspan="2">검 인</td></tr>
<tr><td>성명</td></tr>
<tr><td colspan="4">실습제목(진료명)</td></tr>
<tr><td colspan="4">실습기구 및 재료</td></tr>
<tr><td colspan="4">실습내용</td></tr>
<tr><td>비 고</td><td colspan="3"></td></tr>
</table>

임상실습일지

<table>
<tr><td rowspan="2">일 자</td><td rowspan="2">년 월 일(요일)</td><td>학번</td><td></td><td rowspan="2">검 인</td></tr>
<tr><td>성명</td><td></td></tr>
<tr><td colspan="5">실습제목(진료명)</td></tr>
<tr><td colspan="5">실습기구 및 재료</td></tr>
<tr><td colspan="5">실습내용</td></tr>
<tr><td>비 고</td><td colspan="4"></td></tr>
</table>

임상실습일지

일 자	년　　월　　일(　　요일)	학번		검 인
		성명		
실습제목(진료명)				
실습기구 및 재료				
실습내용				
비 고				

저자소개

이봉호(이치과원장)
박관수(박관수치과원장)
윤영아(광양보건대학교)
정진아(광양보건대학교)
고은경(대학치과 치과위생사)
송현철(광양보건대학교)
이성림(광양보건대학교)
최정희(광양보건대학교)
김길삼(광양보건대학교)
오동찬(국립소록도병원장)
이용탁(광양보건대학교)

치위생과
임상실습지침서

2012년 3월 10일 초판 인쇄
2012년 3월 20일 초판 발행

지은이 / 이봉호, 고은경, 김길삼, 박관수
송현철, 오동찬, 윤영아, 이성림
이용탁, 정진아, 최정희 공 저
펴낸이 / 이상태
편집인 / 이현숙
펴낸곳 / 정구문화사
주 소 / 120-831 서울특별시 서대문구 연희1동 436-1
전 화 / 02) 332-0541 **팩 스** / 02) 337-9577
등 록 / 1990년 11월 2일 제9-247호

가격 20,000원

ISBN 978-89-5616-217-1 93510